Duerme feliz

DESIRÉ CAPATAZ TEIXIDÓ

Duerme feliz

La gran guía del sueño infantil

TOROMÍTICO

Primera edición: abril de 2025

Ediciones Toromítico • Colección Padres y educadores
Director editorial: Óscar Córdoba
Edición de Ana Cabello

Síguenos en @toromiticolibros

www.toromitico.com
pedidos@almuzaralibros.com - info@almuzaralibros.com
Parque Logístico de Córdoba. Ctra. Palma del Río, km 4
C/8, Nave L2, nº 3, 14005, Córdoba.

Imprime: Gráficas La Paz
ISBN: 978-84-19962-41-6
Depósito Legal: CO-526-2025
Hecho e impreso en España - *Made and printed in Spain*

A mi marido y compañero de vida, por apoyarme en cada proyecto.
A mis hijas, por ser fuente de inspiración y mi motivación día a día.
A mi madre, que siempre estará presente en mi memoria y corazón.

ÍNDICE

INTRODUCCIÓN

En el año 2010 me convertí en madre. Para mí fue un inicio y un fin que viví de manera muy intensa, para bien y para mal. Finalizó una etapa de mi vida y nació otra. Nació un bebé y nació a la vez otra mujer. Una mujer que crecería y evolucionaría junto con sus hijas. Una mujer que, probablemente, seguirá evolucionando sin poder remediarlo, ya que para mí la maternidad ha supuesto precisamente eso: un crecimiento y aprendizaje constantes. Y sé que así va a seguir siendo. Con la diferencia de que ahora estoy lista para ir evolucionando hacia nuevas etapas, nuevos sentimientos, nuevos retos, nuevos aprendizajes, nuevas creencias…

Con la maternidad llegó no solo el crecimiento, sino también el cansancio. El simple y a la vez demoledor cansancio. Un cansancio tanto físico como emocional. Pero sobre todo físico. Las noches se me hacían cuesta arriba, el simple hecho de que llegara la noche ya me daba pánico.

Debo decir que la falta de sueño era una de las cosas que más miedo me daba de la maternidad…, supongo que porque me gusta mucho dormir... Y andar corta de sueño sabía que me iba a afectar y mucho (sí, lo sé, ¿y a quién no?, ¿verdad?).

Así que empecé a leer. Cuanto más leía más interesante me parecía el sueño del bebé, pero a la vez más inquietud me sobrevenía. Los primeros libros que cayeron en mis manos me decían que no era normal que mi bebé de seis meses se siguiera despertando y me decían que no era bueno que durmiera con mi apoyo (se dormía en brazos siempre). De hecho, esos mismos libros me decían que si seguía así, mi hija iba a tener graves trastornos del sueño a largo plazo. Como comprenderéis, no fue demasiado alentador…

Seguí leyendo ya que, a partir de ese momento, no pude parar de investigar, sentía la necesidad de saber más. De hecho, el sueño de mi hija se convirtió casi en una obsesión y tuve la necesidad de compartir todo lo que iba aprendiendo con otras madres. Así es como nació mi primer blog sobre maternidad y sueño en el año 2012 más o menos. Un blog que resultó ser para mí el inicio de una etapa importante en mi vida, aunque aún no lo supiera.

Empecé hablando sobre sueño infantil por mi propia experiencia como madre y compartiendo todo aquello que leía y me interesaba. Siempre me ha gustado escribir. Y escribir sobre un tema que me interesaba y me preocupaba a partes iguales fue para mí un alivio, una terapia.

¡Pero la blogosfera maternal me aportó mucho más! Pronto conocí a muchas madres y empecé también a conocer muchos puntos de vista distintos sobre el sueño del bebé. Algo que me pareció muy emocionante porque me hacían pensar y me hacían dudar sobre todo aquello que había leído hasta el momento. Así que la blogosfera maternal aportó mucho a mis ideas, a mis puntos de vista e incluso a mis sentimientos como madre. Y eso hizo que aún se hiciera más necesaria para mí la investigación, y eso hizo que no pudiera parar de leer y no pudiera parar de cuestionarme las cosas aprendidas hasta el momento.

Todo ello me llevó a evolucionar hacia un nuevo paradigma sobre el sueño del bebé que nada tenía que ver con lo que había iniciado. Como os decía, con la maternidad nunca dejas de aprender, nunca dejas de evolucionar y nunca dejas de crecer como persona. Lo que hoy eres no tiene por qué ser igual a lo que mañana serás y no es malo, al contrario. Y, de hecho, eso mismo ha sucedido también como profesional, he ido evolucionando, he ido madurando mi visión del sueño y es probable que así siga sucediendo.

Pronto ese blog se convirtió en el refugio de muchas familias que llenaban mi bandeja de entrada de *e-mails* y consultas sobre el sueño de sus hijos e hijas, y yo contestaba encantada, era mi *hobby*, me encantaba poder compartir ideas, poder compartir opiniones. Fue todo un descubrimiento, una experiencia enriquecedora.

Poco a poco, además, lo que empezó como un simple *hobby* que no pretendía llegar a nada más empezó a convertirse en una consultoría sobre el sueño infantil. Llegó un momento en que las consultas por *e-mail* eran demasiadas como para poder contestarlas. A raíz de ello, las madres y padres empezaron a pedirme consultas *online*, y estaban dispuestos a pagar por ellas. Así fue como las mismas familias me pusieron en el lugar en el que estoy hoy. La demanda iba creciendo y, por lo tanto, era momento de hacer algo más serio y dar a las familias aquello que necesitaban: acompañamiento, guía e información real sobre el sueño de sus hijos. Siempre estaré totalmente agradecida a todas esas familias que confiaron en mí en mis inicios.

Así es como se me fue conociendo como Desire Duerme Feliz, una de las primeras asesoras del sueño infantil en España. Una figura que ni siquiera sabía que existía en ese momento, pero que pronto supe que en otros países existía la llamada *sleep coach*. Así que decidí certificarme en una formación canadiense.

El mundo de la maternidad me entusiasmaba, así que también me formé como doula, asesora de portabebé, educadora de masaje infantil... El mundo de la maternidad consciente me alucinaba y tenía sed de aprender.

Gané confianza y sentí que era momento de profesionalizarme. Empecé realizando charlas presenciales por Barcelona y Girona con la intención de hacer llegar a las familias información veraz sobre el sueño del bebé. Mi principal misión era que las familias pudieran entender qué estaba pasando y por qué. Mi idea era dejar de enfocar la información en aquello que hacen los bebés. Dejar de enfocar la información solo en métodos para cambiar comportamientos en el bebé. Todo lo que había leído hasta el momento estaba enfocado única y exclusivamente en eso, y mi idea era (y es) cambiar esa mirada. Empezar a empoderar a las familias mediante la información para que estas puedan tomar las riendas de su descanso familiar de manera consciente, de manera realista y, sobre todo, desde la calma, sin sentirse presionados a hacer algo que en el fondo no quieran hacer, sea lo que sea.

A lo largo de todo este recorrido he ayudado a miles de familias a encontrar sus propias respuestas, a encontrar su propio camino, y también he ayudado a muchas familias a mejorar su descanso familiar de aquella manera en la que más cómodos se han sentido.

Y ahora quiero seguir transmitiendo todo esto a través de este libro. Un sueño que he podido hacer realidad y que me hace especial ilusión. No puedo estar más agradecida.

Pero con este libro no quiero decirte lo que tienes que hacer, no quiero tampoco decirte qué está bien y qué está mal con respecto al sueño de tu bebé. Con este libro me gustaría ofrecerte toda la información de la manera más neutral, sincera y real posible para que, con base en ella, tú puedas forjar tus propias opiniones y tus propias creencias, y con base en ello puedas decidir aquello que es más apropiado para ti y tu familia.

De hecho, siempre os lo digo y siempre os lo diré: no dejes que nadie te diga lo que tienes que hacer o lo que está bien o está mal con el sueño de tu bebé. Ni yo, ni nadie. No dejes que nadie te pueda hacer sentir mal por querer colechar (por ejemplo) o por no querer hacerlo. No dejes que los demás siembren en ti la culpa sea lo que sea que decidas hacer para descansar en vuestro hogar.

Con este libro quiero darte la información necesaria para que te sientas segura/o de las decisiones que tomes y que, gracias a ello, nadie te haga dudar. Recuerda que la información es poder. La información os hará libres. La información debería estar para empoderarte como madre o padre, no para juzgarte.

Espero que así lo sientas al leerme y espero que te sirva para el propósito que está escrito.

Voy a contarte todo sobre mi método y sobre mi manera de entender el sueño. Espero que estés lista o listo para abrir la mente y empezar a entender el desarrollo de tu bebé.

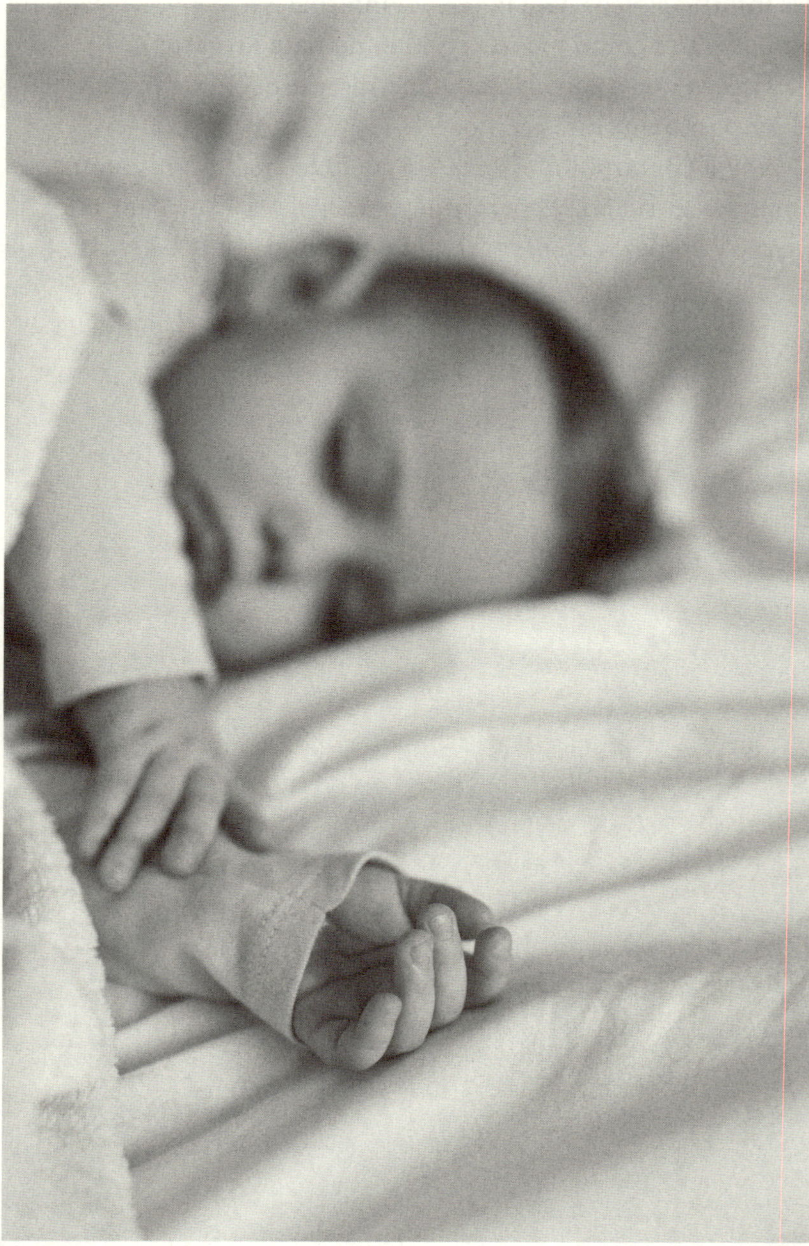

PRIMERA PARTE

ENTIENDE EL SUEÑO DE TU BEBÉ

EL MÉTODO DUERME FELIZ

La verdad es que, después de muchos años trabajando con familias, me he ido dando cuenta de que sobre el sueño del bebé hay mucho desconocimiento, hay mucha controversia y hay mucha información contradictoria. El sueño infantil es incluso un gran tabú entre las familias. Tener a un hijo que duerme «mal» parece que te quita puntos como padre y madre. ¿Lo has sentido así alguna vez? A mí me pasaba siempre que me preguntaban aquello de: «¿Ya duerme toda la noche?».

Pero a la vez he podido comprobar cómo las expectativas y las percepciones de cada familia con respecto al sueño de sus hijos e hijas son completamente distintas entre unos y otros.

Para algunas familias, tener a un bebé que se despertara dos veces ya suponía dormir «mal», y ya tachaban el sueño de su hijo como anormal.

En cambio, he podido también conocer a otras muchas familias que podían convivir perfectamente y de forma muy normalizada con un bebé que se despertara diez veces en una noche. Para ellos, el hecho de que su bebé se despertara frecuentemente por la noche no era un problema, sino un hecho totalmente normal, e incluso eran madres capaces de dormir y descansar perfectamente.

Esto me hizo pensar que quizás el «problema» del sueño infantil radica precisamente en que no hay un consenso real sobre qué significa dormir «bien» o qué significa dormir «mal», y que todo depende mucho de la expectativa de cada familia, de la información que haya recibido y de las creencias que tengan alrededor del sueño.

Las expectativas de cada familia son realmente lo que puede hacer que una familia viva con mucha angustia el sueño de su bebé o que lo viva con calma y seguridad.

Claramente vi que en las expectativas es donde radica el problema real y también la solución real sobre el sueño infantil. Pero las expectativas solo se pueden trabajar desde la información, desde el conocimiento. Por eso soy tan pesada con la necesidad de informarse.

Es por todo ello que mi método CALMAR está pensado para entrenar a padres y madres, no tanto a bebés. Ya que, como siempre digo, un bebé dormirá si tiene sueño, solo hay que escucharle y ofrecerle las condiciones necesarias en el sitio adecuado y en el momento oportuno. Pero para ello necesitamos un conocimiento profundo del bebé y sus necesidades reales.

No quiero que este sea un libro más enfocado solo a métodos para que los bebés cambien. Quiero que sea un libro creado con la intención de hacerte reflexionar. Un libro pensado para que las familias comprendan a sus bebés. Un libro pensado para que sepáis cómo cuidar del sueño de vuestros hijos/as como una necesidad vital más.

Quiero que podáis entender primero qué le ocurre a un bebé, entender por qué se despierta, por qué se comporta como se comporta, hasta qué punto es normal lo que le ocurre. Quiero que conozcáis el comportamiento natural de un ser inmaduro como lo es un recién nacido, y ayudaros a crear unas expectativas realistas con respecto al sueño, para detectar así si realmente tenéis un problema en vuestro hogar o simplemente os han hecho creer que teníais un problema en vuestro hogar. Y si existe un problema, ayudaros a buscar una solución consciente y, sobre todo, realista.

Quiero reivindicar el derecho de la familia a dormir como mejor crea. Pero también hacer entender cómo quiere dormir un bebé en realidad desde un punto de vista biológico y realmente natural.

Así que espero que tengas ganas de abrir la mente y dejarte llevar por todo aquello que sientas en cada una de estas páginas para luego poder escucharte y poder tomar tu decisión. No va a ser fácil, ya te lo adelanto, pero la crianza es así, un proceso, un aprendizaje constante, ¿verdad?

No existen las soluciones milagrosas y en este libro tampoco las vas a encontrar. Bueno, ni en este libro ni en ninguno sobre educación, crianza, etc.

Y de hecho, si me permites un consejo desde la más absoluta humildad y cariño, te diré una cosa: deja de buscar LA SOLUCIÓN.

Buscar soluciones milagrosas solo te acabará llevando a la frustración y a la impotencia. Y acabarás aún más agotada, más triste y más decepcionada. Aceptar es parte de la solución si no queremos entrar en una espiral de desesperación.

Mi método se basa en seis premisas básicas que buscan la comprensión real del bebé y sus necesidades. Mi método se basa en el aprendizaje de la familia y no tanto en el aprendizaje del bebé. Mi método es para ti, mamá, para ti, papá.

Realmente no es un método para dormir niños, sino que es un método para acompañar a familias en la resolución de sus problemáticas del sueño, y acompañar a familias para que estas entiendan a sus hijos e hijas. No es un método para que los bebés duerman de una manera en concreto, es un método para que las familias sepan encontrar SU método.

Mi método CALMAR está diseñado para acompañar a las familias en su proceso de acompañamiento al sueño de sus bebés.

¿En qué consiste mi método calmar?

MÉTODO CALMAR

Consciente: Quiero ayudarte a comprender el sueño de tu bebé y su naturaleza para que tu búsqueda de soluciones y recursos sea consciente. Quiero que aquello que pongas en práctica lo lleves a cabo conociendo los pros y los contras, y entendiendo también con qué finalidad lo haces y lo hagas con la seguridad de que realmente es eso lo que necesitáis.

Para ello, te informaré sobre las opciones que tienes de una manera honesta, sin maquillarte la verdad y hablando claro sobre los beneficios, pero también los contras de cada decisión que tomes. Si estás informada, serás dueña y señora de tu decisión.

Amoroso: Una vez informados se removerán muchos sentimientos y tendréis que hacer un ejercicio de introspección personal importante. Quiero guiarte desde el amor y el cariño hacia tu toma de decisiones, y guiarte hasta la aceptación de aquello que necesitáis como familia, siendo bondadosos con vosotros mismos/as. A veces, somos muy duras con nosotras mismas, y la culpa suele ser una sombra constante que nos persigue durante nuestra maternidad. Necesitas ser amorosa contigo misma a la vez que lo eres con tu bebé.

Espero que este libro te abrace en la medida de lo posible. Me gustaría que el respeto fuera una premisa importante. El respeto hacia el bebé y sus necesidades, pero también hacia ti y las tuyas. Las madres somos las grandes olvidadas, y también es importante que sepamos escucharnos y sepamos respetarnos. Me gustaría hacerte sentir acompañada en muchos momentos gracias a este libro.

Libre: La libertad siempre nace del empoderamiento, y el empoderamiento siempre viene detonado por la información. Quiero empoderarte. Quiero que seas capaz de tomar tus propias decisiones con respecto al sueño de tus hijos de forma libre. Quiero que te sientas segura/o sobre aquella decisión que tomes, y que nadie te haga dudar de ello nunca. No quiero dirigirte, solo quiero enseñarte los caminos que existen y que tú te sientas libre de recorrer aquel que mejor os haga sentir a todos.

Más flexible: Profundizaremos en cada aspecto que afecta al sueño infantil de forma integral teniendo en cuenta la individualidad de cada bebé y buscando primero la raíz del problema. Son muchas las cosas que afectan al sueño de un modo u otro, y por ello es tan necesario empezar a valorar cada caso de forma totalmente individualizada, empezar a ver la problemática del sueño como algo global. Tu bebé y tu familia sois únicos, no hay un método que funcione para todos igual. Esta parte será difícil transmitirla en un libro, pero lo intentaré.

Para ello quiero hablaros sobre las necesidades tanto físicas como emocionales del bebé y ayudaros a conectar con esas necesidades para saber cómo gestionarlas de la mejor manera posible.

Alentador: Sé lo que supone la falta de sueño, y quiero enseñarte que hay otras maneras de hacer las cosas y que puedes encontrar TU manera. No quiero decirte solo que tu bebé algún día dormirá (que lo hará, ojo). No quiero que solo tengas la opción de la resignación. Pretendo ayudaros a buscar el equilibrio entre vuestras necesidades y las necesidades del bebé.

Para ello, quiero darte herramientas y recursos para mejorar dinámicas nocturnas que ahora no os están yendo bien. Sí, no te voy a dejar sin herramientas, sé que para eso estás aquí.

Realista: No convierto en patológico lo que no es. Partiremos de la base de que un bebé que se despierta es un bebé sano que simplemente duerme como duermen los bebés, buscando compañía y contacto. Necesitamos comprender mejor al bebé y su sueño antes de buscar soluciones porque nuestras expectativas serán la raíz de todo. Para ello, hablaremos sobre naturaleza y fisiología del sueño, quiero que entiendas por qué se despierta tu bebé, quiero que entiendas primero qué está sucediendo y sepas qué esperar del sueño de tu hijo/a en cada etapa antes de pasar a la acción.

Para ello será necesaria más información, como siempre. Y de hecho, empezaremos por aquí ya que, como decía al principio, en las expectativas es donde nace el problema, por lo tanto, lo primero que hay que trabajar son esas expectativas que ahora tenéis. ¿Son realistas? No podéis buscar soluciones si primero no sabéis qué podéis esperar de vuestro bebé.

Como veis, casi todo se basa en la información. Gracias a la información crearás expectativas realistas, podrás tomar decisiones conscientes y realmente libres, y entenderás las necesidades particulares de tu bebé.

Así que vamos a empezar por lo importante: el bebé.

Siempre que se habla de sueño infantil partimos de lo que esperamos nosotros como adultos, pero ¿y el bebé? ¿Alguna vez te has preguntado qué quiere tu bebé? ¿Cómo espera dormir él?

Sé que quizás ya te lo estarás imaginando. Y no te gusta lo que te voy a decir (o sí), pero necesitas partir de aquí si quieres buscar ese equilibrio razonable y respetuoso para todos desde un lugar de comprensión y empatía hacia vosotros.

CÓMO QUIERE DORMIR EL BEBÉ

En casi todos los libros que he leído sobre sueño infantil partimos de aquello que esperan o aquello que quieren los padres. Parece que lo que quiere el bebé no es importante, o no es relevante. Parece que lo que quiere o necesita el bebé es indiferente porque lo único importante es que este sea capaz de adaptarse a casi todo y, si es posible, sin rechistar.

Pero, si preguntáramos a un bebé y él pudiera respondernos, ¿qué creéis que nos dirían? Sí, estoy segura de que conoces la respuesta, aunque esa respuesta quizás no te guste mucho o no te encaje con todo aquello que te han dicho hasta ahora.

Pienso que este ejercicio de empatía es necesario. Ponernos en su piel. Entenderlos. Aunque luego necesitemos que ellos se adapten a cosas. Pero al menos no les pediremos que se adapten sin rechistar. Al menos entenderemos que no es un bebé manipulador que quiere tomarnos el pelo. Simplemente es un bebé, con unas necesidades de contacto y cercanía que han sido olvidadas por gran parte de la sociedad.

No debemos olvidar que el ser humano nace prematuramente. Como mamíferos que somos, deberíamos tener gestaciones de veintiún meses, pero, como eso no es posible, nuestra gestación se realiza por partes: nueve meses dentro del útero y el resto de la gestación se realiza fuera del útero en contacto estrecho con la madre. Se le llama la exterogestación (nueve meses dentro del útero y nueve meses fuera del útero). La cría humana es la menos madura y la más dependiente de todos los mamíferos al nacer, ¿por qué entonces esperamos su independencia a una edad tan temprana?

Como decía Nils Bergman: «El hábitat del bebé es el cuerpo de su madre». Y las noches no son una excepción.

Un bebé sabe que es un ser inmaduro e indefenso que necesita del cuidado constante para mantenerse a salvo, y es por ello que el bebé espera permanecer en contacto con su principal cuidador, ya que de eso depende su supervivencia. Además, el bebé humano no tiene la capacidad de poder permanecer cerca de su madre por sus propios medios, por lo tanto, su única manera de mantener la alerta de su cuidador será mediante el llanto. Es por eso mismo que, cuando un bebé siente que su integridad está en peligro por la falta de cercanía de su cuidador, este responderá llorando para reclamar aquello que necesita.

Por lo tanto, podemos llegar a la conclusión de que el bebé espera dormir cerca de sus principales cuidadores, a ser posible cerca de su madre.

Pero, además, el sueño y la lactancia materna están estrechamente relacionadas. Se sabe que dormir cerca de mamá favorece notablemente la lactancia materna. ¿Por qué?

Porque el bebé que duerme junto a su madre suele mamar con más frecuencia. Dicha estimulación del pecho favorece la producción de prolactina en la madre (hormona encargada de la producción de leche). Cuantas más tomas, más prolactina segrega mamá, y cuanta más prolactina, más leche se produce. Además, por la noche es cuanta mayor producción de prolactina se generará, por lo tanto, las tomas nocturnas tienen un gran impacto tanto en el establecimiento como en el mantenimiento de la lactancia materna. La prolactina, además, ayudará a mamá a volver a relajarse y dormirse ya que es una hormona que induce al sueño.

Y de paso la leche materna contiene L-triptófano, un aminoácido precursor del sueño que ayudará al bebé a redormirse rápidamente.

Es decir, que mientras el bebé mama por la noche este se alimenta, se siente seguro y protegido gracias a la cercanía del cuerpo de su madre, produce niveles de prolactina en la madre que favorecen la producción de leche para el día siguiente y, además, ayudarán a mamá a relajarse y volverse a dormir y de paso al bebé, que también se dormirá rápidamente gracias al L-triptófano que contiene la leche…

¿No creéis que la naturaleza tiene un plan?

Quizás es un plan que no coincide demasiado con el nuestro o no coincide demasiado con el plan de la sociedad, pero lo que está claro es que la naturaleza parece tenerlo todo dispuesto.

La realidad es que la naturaleza tiene un plan y es que madre e hijo duerman lo más juntos posible; por lo tanto, el colecho es una manera natural de favorecer el descanso del bebé e incluso de la madre.

Es verdad que en nuestra sociedad la práctica del colecho aún no está del todo aceptada, pero no hay ninguna razón por la cual se deba evitar esta práctica siempre y cuando se practique de manera segura.

Con todo esto no quiero decir que ahora todas las familias tengan que dormir con sus bebés porque es lo más natural. Lo que quiero decir es que deberíamos partir de esta base. Hasta el momento hemos partido siempre de la base que un bebé normal dormía en solitario, y toda la noche. Quizás si partimos de la base correcta, la realista, habría menos familias frustradas y menos bebés con trastornos del sueño... Lo que quiero decir es que es necesario cambiar la mirada, y que si la familia desea dormir con su bebé y descansan bien todos, nadie debería entrometerse en ello.

El hecho de empezar a aceptar esta práctica puede ayudar a muchas familias a sentirse liberadas, a dejar de ver problemas donde no los hay, y puede ayudar a muchas familias a tomar decisiones desde la libertad y desde la calma. Tu bebé es un ser normal aunque quiera dormir contigo y aunque se despierte frecuentemente por la noche. Saber que es normal te ayuda a tomar decisiones con más perspectiva.

Conocer toda esta información puede ayudar incluso a aquellas familias que desean dormir en habitaciones separadas, ya que no es lo mismo pretender que un bebé duerma en solitario pensando que si no lo hacemos, nuestro hijo tendrá graves trastornos del sueño en el futuro, que sabiendo que nuestro hijo/a no tiene ningún problema del sueño por querer dormir acompañado y que, si queremos que duerma en solitario, es más porque así lo hemos decidido como padres y madres. No acompañaremos a nuestros hijos del mismo modo si pensamos que nuestro hijo/a nos está tomando el pelo cuando se enfade, que si sabemos que llora porque tiene motivos para hacerlo.

Pero sigamos entendiendo mejor la naturaleza y la biología del sueño de nuestro bebé.

SUEÑO «NORMAL» (BIOLOGÍA Y NATURALEZA)

Lo primero que necesitamos entender es que, fisiológicamente hablando, no duerme igual un bebé recién nacido que un bebé de seis meses, que un adulto o un anciano. El sueño es un proceso evolutivo que cambia según la edad y evoluciona a lo largo de toda la vida. Dormimos de maneras distintas porque tenemos necesidades distintas, según la edad, que se cubrirán de maneras distintas durante el sueño.

¿Por qué entonces seguimos esperando que un bebé duerma como un adulto?

Conocer la evolución natural del sueño de nuestros hijos nos puede ayudar a entender muchos de los comportamientos nocturnos de nuestros bebés, y eso nos puede ayudar a saber cómo afrontar y cómo favorecer su descanso ahora y en el futuro.

Un bebé, por ejemplo, necesitará alimentarse con frecuencia tanto durante el día como durante la noche. Es por ello por lo que, fisiológicamente hablando, la arquitectura del sueño de un bebé se compone sobre todo de un sueño REM (sueño activo) y no tanto de sueño profundo. La idea es que el bebé duerme menos periodos de sueño profundo para que le sea más sencillo despertar en el momento en que haya una necesidad nutricional por satisfacer o un peligro inminente de supervivencia (como la soledad, por ejemplo).

Además, un bebé tiene un ritmo polisecuencial, es decir, dormirá en varios pequeños periodos de sueño durante las veinticuatro horas del día precisamente por la misma razón: facilitar la ingesta del alimento, asegurar su supervivencia manteniendo cerca a su cuidador y descansar a menudo para poder evitar la sobrexcitación de los grandes estímulos de la vida fuera del útero. Además de asegurar una buena producción de leche materna gracias a la estimulación del pecho durante las tomas nocturnas, tal y como comentábamos anteriormente.

Los ciclos de sueño de un bebé, además, son mucho más cortos que los ciclos de sueño de un adulto. En un adulto duran unos noventa o ciento veinte minutos. En cambio, los ciclos de sueño de un bebé duran no más de cuarenta y cinco o sesenta minutos. De hecho, aquí está uno de los principales motivos de preocupación de las familias: «Mi bebé solo hace siestas de cuarenta y cinco minutos». He aquí la respuesta. Significa que tu bebé ha dormido un ciclo completo de sueño, se ha producido un microdespertar al finalizar dicho ciclo de sueño, y tu bebé no ha sabido gestionarlo, por lo tanto, reclama de tu ayuda para poder volver a redormirse.

A medida que este bebé va creciendo, su sueño va evolucionando, pero todos estos cambios tendrán una repercusión en el sueño que no será la esperada probablemente.

A partir de los cuatro meses, por ejemplo, se produce un gran cambio a nivel fisiológico del sueño: el bebé incorporará nuevas fases del sueño hasta llegar a tener las mismas que el adulto. Pero para el bebé este cambio supondrá un gran esfuerzo, así que será muy común percibir como padres/madres un retroceso del sueño de nuestro bebé con más despertares nocturnos, más dificultad en conciliar el sueño y más facilidad de despertar ante cualquier cambio durante su sueño.

Está experimentando muchos cambios en la arquitectura de su sueño, y todo ello tendrá una repercusión en su descanso que percibiremos como retroceso, aunque en realidad simplemente será un bebé que está evolucionando, está creciendo y está madurando. Sobre este «retroceso» hablaremos más adelante.

Pero además sabemos que dormimos una cantidad de horas

muy diferente según la edad, y que estas horas van disminuyendo a medida que vamos creciendo.

Por ejemplo, la OMS estima que los bebés menores de tres meses deben dormir entre catorce y diecisiete horas, incluyendo las siestas. Y a partir de los cuatro meses hasta un año, lo recomendable es que los bebés duerman entre doce y dieciséis horas diarias.

Si el niño o niña tiene entre uno y dos años edad, se recomienda dormir entre once y catorce horas de calidad con un horario regular, con un tiempo establecido para despertarse y con pequeñas siestas durante el día.

Como veis, hay un margen considerable dentro de esas horas reconocidas como «normales».

A partir de esta edad, las horas necesarias disminuyen poco a poco y empiezan a ser menos necesarias las siestas.

Desde la National Sleep Foundation también se ha publicado una tabla de las horas que se consideran normales o no. En esta tabla lo que hicieron fue determinar un margen de horas recomendadas, y luego ponen también el mínimo que se consideraría normal y el máximo que se consideraría demasiado también. Más adelante daré más detalles sobre estas estadísticas por edad.

Aunque ya os adelanto que la mejor manera de saber si una persona (o un bebé en este caso) duerme o no las horas que le corresponden es observando su estado de ánimo. Si se encuentra bien durante el día, probablemente es porque esté durmiendo lo que necesita a pesar de que sea menos o más de lo que se «recomienda».

¿Cómo saber si tu bebé duerme lo que necesita?

Hazte algunas preguntas y enseguida lo podrás detectar:

- ¿Tu bebé está siempre irritable, sospechosamente sobrexcitado o de mal humor habitualmente?
- ¿Tu bebé se despierta por la mañana de mal humor o llorando?

- ¿Le suele costar siempre conciliar el sueño, a pesar de estar claramente cansado o cansada?
- ¿Se despierta frecuentemente, sobre todo durante la primera mitad de la noche?
- Si sumas las horas que duerme durante el día entre siestas y noche, ¿duerme menos de las horas recomendadas por edad?

Si has respondido con un SÍ a casi todas las preguntas es porque, probablemente, tu bebé está descansando menos horas de las que le corresponden y, en ese caso, se hace necesario buscar soluciones por el bienestar del bebé.

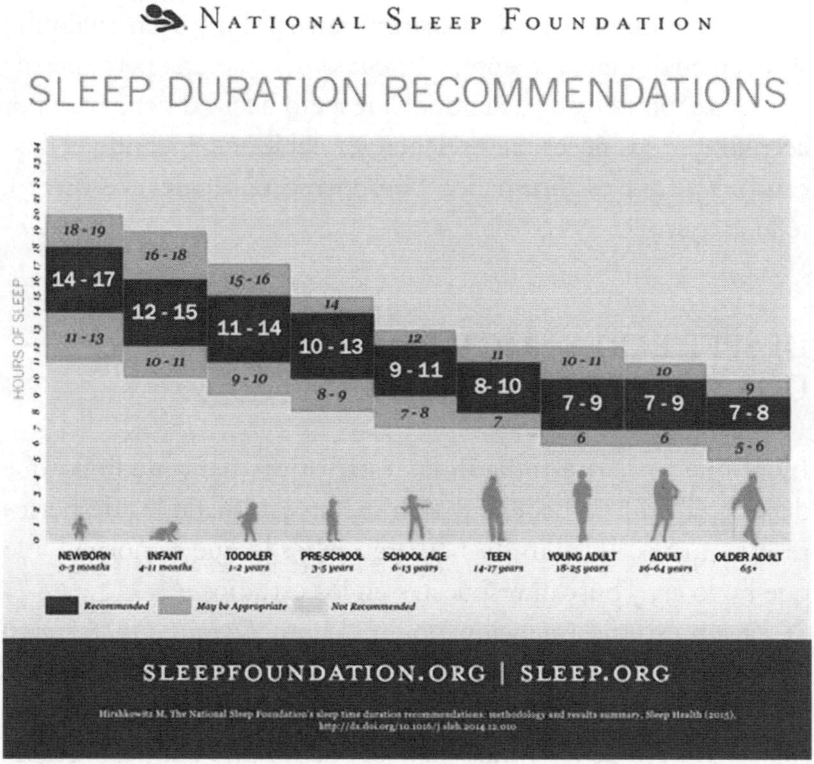

La falta de sueño puede causar en tu bebé disminución de la atención, más irritabilidad e hiperactividad. Menor capacidad para aprender de su entorno y explorar por sí mismo. Mayor probabilidad de desvelos nocturnos, madrugones e incluso terrores nocturnos. Dificultad para conciliar el sueño a pesar del cansancio debido a un aumento de cortisol en el cuerpo. Mayor número de berrinches y peor capacidad para la autorregulación emocional.

El descanso diurno del bebé es una necesidad vital y, como padres, es necesario que nos hagamos conscientes de ello. Hacer las siestas en buenas condiciones es un derecho del bebé que, como padres, deberemos cuidar y proteger respetando sus ritmos y aprendiendo a adaptarnos a la necesidad del más vulnerable ahora: el bebé.

Sé que habrás escuchado que tu bebé debería adaptarse a ti, que él es el que tiene que acostumbrarse a dormir en cualquier sitio, en cualquier ambiente, y de cualquier manera, pero, personalmente, no estoy de acuerdo. El respeto hacia al bebé pasa por aceptar que sus necesidades deben ser cubiertas, incluido el descanso. Y sé que es abrumador. Pero merecerá la pena el esfuerzo, te lo aseguro.

DESPERTARES NOCTURNOS Y DORMIR TODA LA NOCHE

Igual que se han estudiado las estadísticas para medir lo que debería dormir un bebé, también se han estudiado los despertares nocturnos. Las familias quieren saber lo que es normal y lo que no lo es, y buscan respuestas en los estudios.

En un estudio (mencionado en el libro *Dormir sin lágrimas*) que se realizó en el Hospital de Posadas de Buenos Aires, donde se analizaron a niños/as de diferentes edades, concluyeron que solo el 18,7 % de los niños menores de un año eran capaces de dormir toda la noche sin reclamar a su padre y a su madre.

En otro estudio de García y Cols, realizado en una zona rural de Cataluña, encontraron que la mitad de los niños de entre uno a tres años se despertaba por las noches, la mayoría más de dos veces pidiendo compañía, agua o comida.

En multitud de estudios se ha calculado también el periodo de sueño más largo. Según un estudio de Anders, donde se filmaba a cada niño durante toda la noche, se vio que el 78 % de los bebés dormía «toda la noche» a los nueve meses. Pero en su estudio «Dormir toda la noche» significaba solo el hecho de permanecer en la cuna desde las 00.00 horas hasta las 05.00 horas. Solo el 16 % de los bebés de nueve meses dormía desde que los acostaban hasta que los levantaban, una media de diez horas y media.

Por lo tanto, nos queda claro que dormir toda la noche del tirón no son, ni de lejos, ni diez ni doce horas en la gran mayoría de los casos, mínimo durante el primer año de vida del bebé. Incluso podemos afirmar que la mayoría de los bebés se despiertan alguna vez hasta mínimo los tres años de edad.

Con estos datos puedes llegar ya a una conclusión interesante: si tu bebé duerme cinco horas seguidas, se podría considerar que duerme toda la noche del tirón. ¿No te parece esta una expectativa mucho más realista e incluso una expectativa más alcanzable?

Querer que un bebé menor de un año (o incluso más) duerma doce horas del tirón solo nos llevará a la frustración y a la desesperanza.

Como veis, el sueño es evolutivo. Va evolucionando hasta parecerse cada vez más al sueño de un adulto, pero esta adaptación, esta evolución, no es ni lineal ni rápida.

Hablar de sueño normal, por lo tanto, es bastante difuso, y poner números exactos es casi imposible. Pero podemos decir que, hasta los tres o incluso cuatro años, los despertares nocturnos de un bebé son comunes, y que dormir toda la noche con un bebé de un año o más podrían llegar a ser cinco horas seguidas.

Aquí tendríamos unas expectativas más normales y cercanas a la realidad.

Ahora nos falta entender otra cosa muy muy importante si queremos mejorar el sueño del bebé: ¿por qué se despierta?

POR QUÉ SE DESPIERTA

La realidad es que todos nos despertamos por la noche, todos.

Tu bebé no es el único que se despierta por la noche, tú, yo y todos los seres humanos vivos de la Tierra duermen con varios microdespertares que experimentamos a lo largo de la noche. Dichos microdespertares nos mantienen en alerta, son fisiológicos y necesarios para mantenernos seguros.

Mientras dormimos pasamos por varios ciclos de sueño durante la noche. Dicho ciclo de sueño se compone de varias fases del sueño (en el caso de un adulto, fases del sueño). Al finalizar cada ciclo de sueño, todos, tanto adultos como niños y niñas, experimentamos un microdespertar (estados de semiconsciencia en medio de la noche). Durante dicho microdespertar estamos en semiconsciencia, y el cuerpo nos da la oportunidad de satisfacer cualquier necesidad que sea necesario satisfacer: si tenemos hambre, sed, calor, frío… Si hay una necesidad física por satisfacer, ese microdespertar se convertirá en un despertar por completo para poder atender dicha necesidad. Si, por el contrario, no hay ninguna necesidad física por satisfacer, sencillamente nosotros como adultos y seres maduros que somos cambiaremos de postura y nos volveremos a redormir sin más, y, de hecho, al día siguiente no recordaremos siquiera que hemos despertado. Nuestra sensación será de haber «dormido del tirón». Pero NO lo hemos hecho. Nadie duerme «del tirón».

La gran diferencia entre un adulto y un bebé es que un adulto, como ser maduro que es, ha aprendido a gestionar dichos microdespertares de forma autónoma, y sabe volver a redormirse sin la necesidad de que nadie lo ayude. En cambio, un bebé no tiene aún esa habilidad y, por lo tanto, reclama ayuda para volver a conciliar el sueño. Normalmente reclamará aquello con lo que concilió el sueño por primera vez (el chupete, el bibi, los brazos, el pecho...).

Pensad que el bebé que se despierta mucho también desea dormirse de nuevo, el problema es que no sabe hacerlo solo y espera que lo ayudemos del mismo modo que lo ha hecho la primera vez o del mismo modo en que suele hacerlo normalmente ya que es el modo que él o ella conoce.

Vuestro bebé es un bebé sano que os reclama por la noche tantas veces como tenga microdespertares porque su intención es volver a dormirse, pero sencillamente no tiene herramientas para hacerlo sin vuestra ayuda.

A modo de resumen, podríamos decir que los bebés se pueden despertar por varios motivos:

— Hambre: Necesidad de comer y alimentarse a media noche. Hasta los dieciocho meses puede llegar a ser necesaria alguna toma nocturna. Pero debéis saber que un bebé que llora o un bebé que se despierta frecuentemente por la noche no siempre lo hará por hambre. Evidentemente, puede despertarse por hambre incluso pasado el año de edad. Los despertares por hambre no los vamos a poder evitar, como es lógico, pero si queremos reducir despertares, sí será necesario empezar a diferenciar las tomas nutritivas de las no nutritivas. No hay datos sobre cuándo el bebé va a dejar de tener hambre por la noche a ciencia cierta y, por lo tanto, será necesario observar cada caso individualmente. Pero os dejo esta tabla, totalmente orientativa y basada simplemente en mi observación personal de todos estos años, por si os sirve de orientación, aunque no hay verdades absolutas y no quisiera que os la toméis al pie de la letra eliminando tomas solo por lo que aquí comparto:

0-4 meses: indefinidas.

4-8 meses: alrededor de tres tomas nutritivas.

8-12 meses: entre dos y cero tomas nutritivas.

12-18 meses: entre una y cero tomas nutritivas.

18 meses en adelante: normalmente ya no necesitan alimentarse por la noche.

Será importante que el bebé no se vaya a dormir ni muy empachado ni tampoco con hambre. Es verdad que un bebé con hambre no dormirá bien, por lo tanto, hay que tener cubierta esa necesidad antes de ir a dormir. Pero empacharlo con un bibi de cereales ya te aseguro que no será la solución si lo que quieres es mejorar las noches.

¿Cómo saber si es una toma realmente nutritiva?

Fíjate en cómo mama: ¿es una succión profunda o más bien superficial? Si es superficial, probablemente sea una toma para relajarse, más que para alimentarse.

Cuánto rato mama: si toma poca cantidad o mama durante poco rato y se duerma rápidamente mientras succiona, probablemente tampoco era hambre.

Hablaremos más de ello cuando pasemos a la práctica.

Observa a tu bebé y, poco a poco, serás capaz de diferenciarlo.

— Malestar o incomodidad: dolor, frío, calor, pañal sucio, sed, demasiada luz... Se despertará porque no es capaz de dormir sintiéndose incómodo. Lógicamente, un bebé que está incómodo, por la razón que sea, no será capaz de dormir. A veces, nos centramos tanto en los métodos y en los *tips* que nos olvidamos de mirar cosas tan sencillas como la temperatura de la habitación (lo ideal es dormir en temperaturas bajitas, dieciocho o veinte grados, y bien tapados). En el caso de los bebés, os recomiendo usar pijamas manta, nunca colchas o sábanas o mantas. La luz, por otro lado, es uno de los principales enemigos del sueño. Sé que a veces te gusta dejar un punto de luz en la habitación para poder verlo, pero lo ideal es dormir en oscuridad absoluta para evitar cualquier estímulo y para ayudar al cuerpo a segregar melatonina (hormona del sueño). Y, de verdad, fijaos en las etiquetas de la ropa: ¿y si lo único que le pasa es que está incómodo porque le pica la etiqueta? No descartes ninguna posibilidad.

— MICRODESPERTARES: tienen un despertar leve, pero siguen durmiendo sin que llegue a convertirse en un despertar completo. Estos microdespertares son necesarios para la supervivencia humana y los tendremos toda la vida, no desaparecerán nunca. Por eso digo que todos nos despertamos por la noche. El bebé que duerme «toda la noche» no duerme toda la noche, simplemente no necesita a sus padres para redormirse.

— DESPERTARES COMPLETOS: son microdespertares que, sencillamente, el bebé aún no sabe controlar. Son los despertares que todo padre o madre conoce. No hay ninguna necesidad física, pero, en cambio, no logra redormirse porque para redormirse necesita ayuda, normalmente de mamá o papá. El bebé nace con toda la intención de aprender a gestionar dichos despertares y, si lo dejamos, practicará para conseguirlo en algún momento. De hecho, te habrás dado cuenta de que a veces hay noches que se despierta ocho veces y otras tres veces. No es porque haya tenido menos despertares, sino porque ha habido algunos que ha conseguido gestionarlos. Poco a poco, se puede llegar a convertir en un experto, pero necesitará tiempo.

Estos últimos son los despertares que algún día dejarán de suceder.

Los únicos despertares que algún día podremos evitar son los despertares con desvelo. Si necesita comer, o está incómodo o malito, sabemos que despertará. Los microdespertares sabemos también que existirán toda la vida, pues los adultos también los tenemos (sabemos dominarlos y no nos enteramos), pero los despertares completos, esos despertares en que solo necesita volver a conciliar el sueño con nuestra ayuda, son los únicos que algún día dejarán de existir y son los únicos que podemos tratar de ir evitando cada vez más a medida que el bebé va creciendo.

Pero debéis saber que un bebé que «duerme del tirón» no es un bebé que no se despierte por la noche, sencillamente es un bebé que no interrumpe vuestro descanso para poder redormirse. Un bebé que «duerme del tirón» solo es un bebé que ha aprendido a gestionar sus microdespertares sin tu ayuda, solo es un bebé que no te molesta. Pero se seguirá despertando toda su vida. Igual que tú.

Y quiero dejarlo claro, por si aún quedan dudas: que un bebé te reclame por la noche no es ni patológico ni anormal, como mucho es agotador para el cuidador/a que se levanta y lo atiende. Y ojo, entiendo que sea agotador, y más en esta sociedad de prisas y bajas laborales injustas. Y entiendo que necesites buscar una solución, y de verdad que hablaré de soluciones más adelante, pero necesitas saber, antes de nada, que tienes a un bebé totalmente sano en tu casa. Que nadie te haga creer lo contrario.

Pero vamos con otro tema también controvertido: el sueño en solitario.

¿Te han dicho que tu bebé debería dormir en su cuna? ¿Que lo tienes mal acostumbrado?

¿POR QUÉ QUEREMOS O ESPERAMOS QUE LOS BEBÉS DUERMAN SOLOS?

En nuestra sociedad occidental existen muchas creencias alrededor del sueño, y cada vez hay más controversia alrededor de estas creencias. Seguro que muchas de estas creencias os suenan y, si os fijáis, muchas son completamente opuestas entre sí.

Por un lado:

- Los bebés nos manipulan.
- Los bebés deben dormir solos.
- El colecho es peligroso o malo para el desarrollo emocional del niño/a.
- El bebé que se despierta mucho no es normal.

Por contra:

- El bebé debe dormir con mamá.
- Es malo que el bebé llore.
- El entrenamiento del sueño no es necesario y además es peligroso.

Pero ¿de dónde vienen todas estas creencias? ¿Hasta qué punto son reales? ¿Cómo nos afectan?

Es necesario empezar a pensar qué es lo que nos mueve a pensar algo concreto, de dónde viene y si realmente es cierto o no. O incluso si realmente es cierto para mí o para el vecino. Ya que mi verdad no tiene por qué ser la verdad de otra persona siempre.

En nuestra sociedad se cree, desde hace ya algunos años, que, para considerar normal el sueño de un bebé, este tiene que dormir de un modo muy concreto: solo, en su cuna, en su habitación y toda la noche sin reclamar a su padre y a su madre. Este tipo de sueño en solitario se llegó a normalizar hasta el punto de que aquellos bebés que no cumplían con estas características concretas se los diagnosticaba, en muchas ocasiones, con un grave trastorno del sueño llamado «insomnio infantil por hábitos incorrectos», que debía ser tratado por el bien de este con métodos conductuales como extinción (dejar llorar) o extinción gradual (dejar llorar a intervalos), o con fármacos.

El insomnio infantil por hábitos incorrectos fue clasificado como tal en el año 2005 en la Clasificación Internacional de los Desórdenes del Sueño 2 (ICSD2). Por lo tanto, es un trastorno oficial.

Evidentemente, el colecho era y, de hecho, aún es considerado por muchos profesionales un mal hábito que debe ser evitado para poder conseguir ese sueño más independiente en el futuro.

Pero muchos profesionales ponen en duda estas afirmaciones y llegan a la simple conclusión de que el origen real de los problemas del sueño infantil se encuentra en una simple obsesión social y cultural por imponer el sueño en solitario como si fuera la única forma saludable de dormir para el bebé. Dichos profesionales llegan a la conclusión de que, en realidad, solo se trata de un «desajuste entre nuestras exigencias culturales del sueño en solitario y las necesidades biológicas y emocionales de los niños» (María Berrozpe).

Evidentemente, está claro que hay un desajuste: el bebé está diseñado (como hemos ido viendo) para dormir en compañía, y en cambio, el adulto espera y quiere que el bebé duerma solo, en su cuna y toda la noche. No solo lo espera y lo quiere, sino que así lo ha llegado a considerar como normal dando por hecho que, si no lo hacía así, significaba que había un problema.

El Dr. William Sears es un defensor del colecho, contrario al sueño en solitario. Él mismo dice:

«El sueño infantil en solitario es una práctica relativamente nueva que ha evolucionado en el mundo occidental solo en los últimos cien años, con el desarrollo industrial, la incorporación de la madre al mundo laboral y la crianza en solitario, pero asegura que no es una realidad biológica ni intrínseca del ser humano recién nacido».

Para resumir, podemos decir que existen dos tipos de opiniones totalmente diferentes entre sí:

- Aquellos profesionales que creen que el 80 % de la población infantil sufre de un grave trastorno del sueño infantil llamado insomnio infantil por hábitos incorrectos, por el simple hecho de que el bebé no se comporta o no duerme como los adultos quieren o esperan.
- Y aquellos que dicen que el ser humano está diseñado para dormir en compañía y que dicho trastorno no tiene base científica. Además, defienden que el sueño es un proceso evolutivo, que los despertares son normales y que solo se trata de esperar. Y que en realidad, si viéramos como normales los despertares de un bebé, los trastornos del sueño que hoy en día conocemos no existirían.

En el primer caso se basan en algunos estudios que parecen demostrar que aquellos bebés que «duermen mal» con seis meses suelen tener más probabilidades de acabar teniendo problemas de sueño durante el resto de su infancia.

Pero en cambio, Weinraub publicó un trabajo en el que estuvo evaluando los efectos de las técnicas conductuales en bebés, y él no observó ninguna diferencia entre aquellos bebés que habían sido entrenados para dormir y aquellos que no habían sido entrenados llegada la edad de los cinco años. Por lo tanto, llegó a la conclusión de que no es cierto, todos los niños/as acaban durmiendo toda la noche y solitos en sus habitaciones tarde o temprano, se entrene o no se entrene para que así suceda.

Evidentemente, en el primer caso, las familias creen que sus hijos tienen un problema o trastorno grave del sueño que debe ser tratado por el bien del menor para que no lo arrastre el resto de su infancia. Por lo tanto, crea angustia y miedo en la familia, que cree que, si no hace algo urgentemente, su hijo dormirá mal el resto de su infancia por su culpa, por culpa de haber «malacostumbrado a su bebé» o por culpa de haber dormido a su lado.

En el segundo caso tenemos aquellas familias que se encuentran con que, para respetar la naturaleza de su hijo, tienen que sobrevivir durante mucho tiempo (años en la mayoría de los casos) a los despertares de un bebé. Generando muchas veces culpa si lo que necesitan es descansar mejor antes de que madure. Pero para mí el problema real no es el entrenamiento del sueño en sí, sino el hecho de que se impuso como una única verdad e incluso como una única opción, haciendo pasar por anormales conductas que en realidad la lógica, la intuición y ahora la evidencia nos empiezan a dejar claro que son más normales de lo que nos han hecho creer.

Para mí el problema es que las familias hasta ahora no han podido escoger libremente porque se sentían obligadas a enseñar a dormir a sus hijos en una cuna, solos y pasando, en muchos casos, por las únicas opciones que daban: dejar llorar sin más o dejar llorar por intervalos de tiempo. Evidentemente, ¿qué padre o madre querría que su hijo o hija desarrollara un trastorno del sueño por no haberle enseñado a dormir solo/a?

Pero hoy en día sabemos que un bebé ya sabe dormir. Quizás no sabe dormir del modo en que nos han dicho social y culturalmente, es decir, en una cuna, solitos y durmiendo del tirón. Pero saben dormir, a su manera.

Por lo tanto, la afirmación de que a los bebés hay que enseñarles a dormir no tiene mucho fundamento.

Otra cosa es que queramos que nuestro bebé duerma de una manera en concreto.

Conocer estas realidades puede ayudaros, por un lado, a relajaros: tu bebé probablemente duerme como un bebé normal, no tienes por qué sentirte mal por «malacostumbrar a tu bebé a los brazos para dormir» ni lo estás haciendo mal porque tu bebé se despierte más que el del vecino. Tu bebé no tiene un trastorno del sueño que deba ser tratado. A tu bebé no hay que enseñarle a dormir.

Y, por otro lado, a tomar una decisión que encaje con aquello que VUESTRA familia necesita: si buscas soluciones, que sea porque sientes que realmente las necesitáis como familia. Pero ya no tienes por qué sentirte presionado por una sociedad y una cultura que te han hecho creer que, si no lo haces, estarás haciendo un mal al bebé y a su desarrollo, porque hoy en día sabemos que esto no tiene base científica.

Lo que queda claro es que no existen bebés que duermen mal (en la mayoría de los casos), pero sí existen padres y madres agotados.

La pregunta que debes hacerte está en ti. ¿Cómo te sientes? ¿Necesitas mejorar la situación?

Personalmente, yo sí creo que tenéis derecho a descansar como familia si la situación se os está haciendo insostenible. Yo sí tengo claro que se puede conseguir reducir los despertares de un bebé sin necesidad de dejarlo llorar solo en su cuna. Y sí creo que no es necesario acabar exhaustos para poder criar con amor y con respeto.

Si las noches con tu bebé son realmente arrolladoras, no veo nada de malo en buscar ayuda, en buscar soluciones. Pero soluciones que tengan en cuenta la realidad del sueño de tu bebé.

* * *

Nos queda mucho aún por aprender sobre el sueño de tu bebé, pero, de momento, ya podemos poner en práctica gran parte del método CALMAR:

CONSCIENTE: Ahora eres más consciente de las necesidades de tu bebé. Entendemos que el bebé humano está diseñado para dormir en estrecho contacto con su principal cuidador, y que el sueño en solitario es una novedad impuesta por la sociedad, pero no una realidad biológica. Eres consciente de que los despertares de tu bebé no son un comportamiento inadecuado o una patología que deba ser tratada por el bien del menor, ya que, tarde o temprano, todos los bebés acabarán aprendiendo a dormir.

¿Sientes que entiendes mejor a tu bebé?

Amoroso: Ahora que entiendes a tu bebé y su naturaleza puedes entender también sus reacciones. Ahora sabes por qué se despierta, sabes también por qué reclama tu contacto y tu pecho. Sabes por qué llora cuando se siente en soledad (sea de noche o de día). Y esto no quiere decir que ahora solo tengas la opción de resignarte a esperar a que crezca. Sino que ahora puedes acompañar a tu bebé hacia un sueño más autónomo (si es tu deseo), pero comprendiendo y entendiendo mucho mejor a tu bebé. Ahora puedes empatizar con su malestar, ahora puedes conectar con sus emociones y acompañarlas desde el amor porque sabes que no te está tomando el pelo. Yo te enseñaré cómo hacerlo de la manera más sensible y amorosa posible. Pero te invito también a observarte a ti misma o a ti mismo: ¿cómo te sientes con el sueño de tu bebé? ¿Cómo te está afectando? Tú también eres importante. De hecho, cualquier intervención en sueño infantil debería empezar por ti misma. Necesitas ser más compasiva contigo misma.

Libre: Quizás ahora sientes que no tienes aún nada claro como para tomar una decisión. Lo entiendo, es pronto, necesitas saber más. Pero, hay una cosa que ya te hace libre: no estás obligada u obligado a hacer nada en concreto. Todas las opciones son válidas siempre y cuando seáis felices como familia.

Vamos a ver por dónde empezar a mejorar el sueño de tu bebé.

Lo primero que haremos será empezar a trabajar en el SER (tú y tus emociones alrededor de la situación que estáis viviendo), luego en el HACER (qué vamos a hacer para mejorar la situación) hasta llegar al TENER (tener ese resultado que tanto deseas).

Así que vamos a empezar por una parte que quizás no te esperabas: por ti. O sí, porque te lo he chivado hace unas pocas líneas.

EMPIEZA POR TI MISMA (O MISMO)

Primero eres tú y luego siempre será tu bebé.

Sé que esta frase ahora mismo te rechina los oídos. Pero pensad que, como decía Christopher Willer: «El mejor predictor del estrés de un niño radica en el estrés con el que viven los adultos cercanos a él».

Sé que esto ahora te remueve.

Pero es necesario hacerte llegar el mensaje que necesito que entiendas: necesitas cuidar de ti misma y de tu propio estado emocional si quieres cuidar de tu bebé.

Necesitas hacerte consciente de tus propias emociones y tus propias sensaciones si quieres regular emocionalmente a tu bebé.

Para mejorar el sueño de tu bebé no debes empezar por tu bebé, sino por ti misma o mismo.

Es posible que, después de ser madre, sientas que la maternidad te ha quitado el sueño, es posible que sientas que la maternidad a veces te supera, que vives al límite del cansancio continuamente. El cansancio genera malestar e impacta directamente en tus emociones.

No dormir puede repercutir en más ansiedad, irritabilidad, tristeza y, sobre todo, muchos pensamientos negativos.

Es normal, la falta de sueño es una de las cosas más duras de la maternidad. Me acuerdo de ello como si fuera ayer.

Pero la verdad es que uno de los secretos para conseguir que tu bebé mejore su descanso es que tú te sientas tranquila, segura y conectada contigo misma.

Antes de resolver cualquier hábito, será necesario que primero cuides de tu estado emocional.

Y sé que es muy fácil decirlo y muy difícil hacerlo, créeme que te entiendo.

Con el cansancio de la maternidad solemos entrar en un círculo vicioso de: no duerme, por lo tanto, no me siento bien, empiezo a tener pensamientos negativos («me ha tocado un bebé maldormidor», «no sé qué pasa», «qué estoy haciendo mal», «por qué llora tanto para dormir»...), y con todo ello se va alterando tu estado emocional, que acaba dificultando también la conciliación del sueño de tu bebé.

Ya que tu bebé percibirá esa energía, que generará en él ansiedad, angustia e incluso más demanda.

Y con esto no quiero angustiarte más aún. Sé que no es fácil.

Con esto lo que quiero decir es que, para mejorar el sueño de tu bebé, no siempre debes empezar por el bebé, sino por ti misma.

Lo primero será cuidar de ti y tu relación contigo misma para poder nutrir tu relación con tu bebé.

Y me dirás: muy bonito, Desiré, pero, primero, ¿eso qué tiene que ver con el sueño? Y segundo, ¿cómo hago para cuidarme si no tengo tiempo ni para mirarme en el espejo?

Te aseguro que nuestras emociones son muy importantes a la hora de acompañar a un bebé a dormir. Nuestros bebés son como esponjas que se nutren de nuestras sensaciones. Si queremos que un bebé se vaya a dormir feliz y relajado, necesitamos que se respire eso mismo en el ambiente.

Sentirte bien, disfrutar de la rutina nocturna con tu bebé, llegando en un estado emocional que tu bebé perciba como seguro, será clave.

Y sé que esto ahora te puede hacer sentir muy presionada, pero, si nos hacemos conscientes de esta realidad y la aceptamos, será mucho más fácil luego hacer los cambios necesarios para mejorarlo.

Me gustaría que te tomaras un rato, antes de seguir, para reflexionar:

Ayer, cuando acostaste a tu bebé, ¿cómo te sentías?

¿Lo llevaste a dormir ya con miedo por cómo iba a ir? ¿Disfrutaste del momento de acostarlo? ¿Tenías prisa por que se durmiera? ¿Te pusiste nerviosa? ¿Estabas alterada por algún motivo?

A veces, no somos conscientes de nuestro propio estado emocional.

Si has respondido que sí a alguna de las anteriores preguntas, es el momento de detectar el motivo.

Por ejemplo:

Quizás tenías prisa para que se durmiera porque tenías que hacer la cena para tu hijo mayor o poner una lavadora.

Quizás tienes miedo de acostarlo porque te adelantas a lo que va a suceder.

Quizás estabas alterada porque vienes de un día ya muy intenso.

¿Qué podemos hacer para mejorarlo? Cuidando de ti misma y siendo compasiva contigo misma. El cómo te tratas a ti misma determina, en gran medida, cómo tratarás luego a los demás. Empieza por ti… Trátate bien.

Quizás, si tienes prisa por acostarlo, es porque necesitas ayuda esa última parte de la tarde-noche. Si no está tu pareja para ayudarte, pide ayuda a tu madre o a tu suegra, o incluso a una amiga. O quizás necesitas organizarte de otro modo. Prueba a hacer la cena antes de acostar a tu bebé para estar luego tranquila. O quizás debes olvidarte de esa lavadora que querías poner. No puedes llegar a todo y no tienes que llegar a todo.

Quizás tienes miedo de acostarlo porque prevés lo que va a suceder. Te adelantas a los acontecimientos y te repites cosas inconscientemente que te hacen ver ese momento como negativo: «otra vez la batalla para dormir», «otra vez media hora aquí sin hacer nada», «no sé qué hago mal». Necesitas hablarte distinto. Cámbialo por un «nos vamos a tomar el tiempo que necesitemos», «soy su madre y lo hago lo mejor que puedo».

Quizás estabas alterada porque ha sido un día difícil. Días difíciles los habrá. Pero ¿cómo los afrontamos? ¿Cómo los gestionamos? Quizás ese día necesitas más que nunca de una ducha en calma. Pide que alguien atienda a tu bebé mientras te tomas tu tiempo para hacerlo sin prisa. O quizás ese día te viene bien quedar con una amiga y charlar. O te viene bien salir a dar un paseo tú sola. ¿Qué es lo que te aporta paz?

Aunque las circunstancias influyen inevitablemente en nuestro bienestar, realmente gran parte de nuestra felicidad proviene de tus actitudes, de tus pensamientos y de tus elecciones diarias.

La felicidad y la tranquilidad se aprenden, se eligen.

Hay que cambiar la mente, no tanto la situación.

A veces no podrás modificar todas las situaciones como te gustaría, pero sí puedes cambiar el cómo las percibes, cómo las vives.

Y evidentemente que te hablaré de cambiar situaciones, para eso te has comprado este libro.

Pero, ojo, si ya estás en esta clase pensando que nada va a cambiar, que tu bebé es un caso perdido, que tu bebé nunca va a dormir bien..., entonces lo estás creando y así será.

Pero si desde hoy empiezas a cambiar tus pensamientos...

Estoy aquí porque voy a elegir diferente, estoy aquí porque voy a hacer las cosas diferentes... Entonces podréis conseguirlo porque vas a hacer cosas diferentes con tu bebé.

Te hago una pregunta: ¿qué te has repetido constantemente desde qué eres madre?

—Mi bebé es difícil.

—Mi bebé no duerme.

—Mi bebé no me deja hacer nada.

Tus pensamientos impactan en tu bienestar y, por ende, en el sueño de tu bebé. Todo aquello que te repites te lo acabas creyendo.

Es necesario desarrollar hábitos positivos en ti diariamente. Influyendo poco a poco en tu bienestar emocional.

Te animo a practicar la gratitud diariamente con un ejercicio que comparto contigo:

Todos los días agradece.

Prepara un frasco y mete cada día un papelito con tu gratitud diaria. Hazlo todos los días.

Y, cuando tengas un mal día, abre el frasco y léelo. Seguro que te ayudará.

De verdad, mamá, para cuidar necesitamos cuidarnos.

LIBERA AL HIJO O HIJA QUE SOÑASTE PARA CRIAR AL HIJO O HIJA QUE TIENES

Antes de ser mamás o papás, probablemente, todas nos imaginábamos a un tipo de bebé, un tipo de ma/paternidad, un tipo de crianza. Teníamos unas expectativas sobre lo que sería.

¿Cuántas veces antes de ser madre te imaginaste cómo sería tu bebé? Rostro, color de ojos, sonrisa… O incluso más allá: aficiones, carácter, virtudes…

Una vez embarazadas, empezamos a trazar un camino: la cuna, el carrito, la ropita… Preparamos la lactancia, el parto, la habitación… Elaboramos un futuro con ilusión y, sin poder evitarlo, imaginamos una ma/paternidad en concreto, normalmente con pocos defectos…

Y todo lo imaginado, sumado a las creencias adoptadas por la sociedad y la cultura en la que vivimos, sumará, sin darnos cuenta, una larga lista de expectativas que, probablemente, distarán mucho de la realidad.

La realidad es que la vida suele ponernos delante todo aquello que no queremos aceptar de nosotros mismos.

Yvonne Laborda dice: «La vida es mágica y nos pone enfrente aquello que hemos querido olvidar u ocultar de nosotros mismos».

Cada bebé llega a la vida de una familia para ofrecer una oportunidad de aprendizaje. Y cada bebé es el reflejo de lo que nosotros somos y de aquello que nos molesta de nosotros mismos.

Cuando un bebé llora no siempre nos molesta su llanto, sino más bien lo que nos hace sentir ese llanto. A veces, culpabilidad, otras veces, miedo de no estar haciéndolo bien…

Uno de los grandes retos de la ma/paternidad es amar a nuestros hijos como ellos son, no como nos gustaría que fueran.

No tenemos control 100 % de nuestro bebé. Por mucho que tú quieras que tu bebé se duerma en el cochecito en la calle o en el coche sin llorar, o en la cuna toda la noche. Hay cosas que se escapan de tu control y no pasa nada.

Aceptar aquello que nunca fue te ayudará a disfrutar más de tu bebé. Soltar las expectativas te ayudará a vivir tu maternidad sin tanta frustración, sin tanta impotencia.

Ser padres es muy difícil, pero podemos verlo como la oportunidad perfecta para nuestro propio desarrollo personal.

Dicho todo esto, vamos a por la parte más práctica de este libro.

Sé que es la parte que más te interesa, pero, de verdad, no te saltes ninguna de las anteriores. Todo es importante si quieres mejorar el sueño de tu bebé.

SEGUNDA PARTE

LOS PILARES FUNDAMENTALES DEL SUEÑO

Antes de seguir, es importante para mí repetir algo: los trucos milagrosos no existen.

Son muchas las cosas que afectan al sueño de un modo u otro, y por ello es tan necesario empezar a valorar cada caso de forma totalmente individualizada, empezar a ver la problemática del sueño como algo global, y empezar a hacer intervenciones teniendo en cuenta todo lo que pueda afectar al sueño de un modo integral y cuidadoso.

No existen los trucos milagrosos, lo que existen son hábitos de sueño que favorecen el descanso de los niños y las niñas y que pueden ayudar a sentar las bases de un sueño saludable en el bebé a largo plazo.

Por eso, para trabajar el sueño del bebé lo haremos a través de varios pilares fundamentales que deberemos analizar en el momento de desarrollar una estrategia.

A dichos pilares los he resumido en lo que yo llamo el «mandala duerme feliz».

Una serie de pilares fundamentales que harán que el bebé

mejore su dinámica nocturna y vosotros como padres podáis encontrar vuestra manera de descansar. Me gustaría hablaros un poco más sobre cada uno de estos pilares fundamentales y cómo pueden ayudaros, para luego hablaros sobre cómo ponerlos en práctica edad por edad.

Os animo a no saltaros esta parte. Si sabes cuál es la finalidad de cada pilar, sabrás llevarlo a la práctica porque entenderás la importancia de este. Te aseguro que si no entiendes la finalidad, será poco probable que seas luego lo suficientemente constante como para que tenga un efecto positivo.

MANDALA DUERME FELIZ

Unos buenos hábitos de sueño se construyen teniendo en cuenta cada uno de estos pilares fundamentales. Solo con que uno de ellos no esté bien establecido el sueño del bebé ya se puede ver afectado. Vigilar y crear un plan con base en cada uno de estos pilares es un arte, pero un arte necesario para el buen funcionamiento del sueño del bebé. Por eso digo siempre que no son trucos milagrosos, son hábitos, hábitos que se establecen considerando muchas cosas y se establecen con mucha constancia, tiempo y mucha repetición.

Por lo tanto, los hábitos de un bebé siempre se construirán teniendo en cuenta primero:

- Las observación: Es decir, la observación al bebé y a sus necesidades conectando con él y generando así un clima de bienestar emocional en el hogar.
- Las rutinas: Las rutinas tienen que ver con el orden diario del bebé en sus actividades de alimento y sueño. Evidentemente, elaboramos unas rutinas acordes a la necesidad del bebé, por lo tanto, tendremos en cuenta las estadísticas del sueño y las elaboraremos también con base

en la observación previa que hemos hecho del bebé en concreto. Por ello empezamos siempre con la observación.

- Los rituales: Los rituales tienen que ver con aquello que hacemos justo antes de acostarnos. Una serie de actividades que repetiremos diariamente antes de acostar al bebé en el mismo sitio y mismo orden y de la misma manera. El ritual también será ese momento perfecto para aprovechar para divertirnos con nuestros hijos, para crear lazos con ellos y dedicarles tiempo de calidad.
- Las asociaciones del sueño y otros cambios: Las asociaciones son todo aquello que un bebé necesita para conciliar el sueño y mantenerlo. Las asociaciones del sueño marcarán los despertares del bebé, por lo tanto, es una de las partes más importantes si lo que buscáis es reducir despertares nocturnos.

Con otros cambios me refiero a otras situaciones que os planteéis cambiar, como cambio de habitación, destete nocturno, sueño autónomo…

Estos son los pilares fundamentales explicados muy *grosso modo*. Ahora vamos a ir más en detalle, pero, para que te pongas en contexto, te cuento más.

Para poder trabajar en ellos os recomiendo hacerlo por fases. No quieras abarcarlo todo de un día para otro porque, si no, acabarás agotada y acabarás por abandonar.

Primera fase: En una primera fase nos centraremos en estructurar sus primeros hábitos de sueño, los cimientos de una buena relación con el sueño. Para ello será necesario trabajar en la observación, los rituales y las rutinas hasta que observemos una buena dinámica de vigila-sueño en el bebé. Además estos primeros hábitos de sueño cuidarán del descanso de tu bebé, y conseguirán que tu bebé duerma y descanse las horas que le corresponden, y tenga una buena relación con el sueño, fundamental para su bienestar y su desarrollo saludable. Es decir, nos centraremos en los primeros tres pilares. Lo que queremos es construir los primeros hábitos de sueño saludables en el bebé. En esta primera fase regula

Esta primera fase la podremos trabajar desde recién nacido.

Segunda fase: Cuando la primera fase esté consolidada, podremos empezar a trabajar en las asociaciones del sueño (sueño autónomo) y en otros cambios más importantes que nos planteemos (si nos los planteamos), como por ejemplo destetes nocturnos, cambios de habitación, reducción de tomas, etc. Llevar a cabo esta parte ya estará más relacionada con los despertares nocturnos y con aquello que necesitáis vosotros como familia.

Pero hablemos un poco más en detalle sobre cada uno de estos pilares fundamentales y sus beneficios:

1. OBSERVACIÓN

Algo en lo que yo creo firmemente es que un padre y una madre que entienden el sueño de su hijo y que entienden sus necesidades serán padres capaces de empatizar con sus hijos, serán padres capaces de comunicarse con ellos y serán padres capaces también de interpretar las necesidades físicas y emocionales de sus hijos y cubrirlas de manera activa y efectiva. Y lo más importante: serán padres capaces de conectar y capaces de resonar emocionalmente con sus hijos. Y así es como realmente los padres pueden ayudar a sus hijos a autorregularse y a regular sus propias necesidades.

Unos padres que entienden y conectan con las necesidades de sus bebés son padres que se sienten más capaces y más confiados, y todo ello es lo que aporta ese clima de bienestar emocional en la familia en general, que acaba siendo garantía de un buen ritmo de sueño en los bebés a largo plazo.

La resonancia emocional consiste en dar una respuesta sensible al percibir las necesidades de hambre, sueño, dolor, incomodidad del bebé, conociendo el lenguaje corporal y físico de este para ayudarle a regularse poniendo las condiciones necesarias para que logre aquello que está necesitando (ya sea comer, dormir, jugar...).

Siempre digo que un bebé dormirá si tiene sueño, siempre y cuando se cumplan los requisitos necesarios para que concilie el sueño: el momento oportuno, el ambiente apropiado y las condiciones necesarias para el sueño. Pero para ello es necesario un conocimiento profundo del bebé.

Debéis tener en cuenta que todos los bebés nacen preparados para aprender y para socializar con sus seres allegados. Desde el primer día de vida pueden utilizar señales sutiles para indicar a la familia aquello que necesitan. Sí es cierto que son señales inespecíficas, por lo que será necesario ser muy observadores e ir probando diferentes cosas hasta descubrir lo que quieren exactamente. Es verdad que, para comprender al bebé, habrá que ser un poco detectives al principio. No es un trabajo que vayáis a poder conseguir de un día para otro, pero solo el hecho de que el bebé se sienta escuchado ya ayudará a que se cree en vínculo de apego seguro entre los cuidadores y el bebé.

Evidentemente, los bebés tienen muchas necesidades además de hambre. Pueden tener sueño, frío o calor, el pañal sucio, pueden desear más estímulos o menos, pueden querer contacto físico, cambiar de ambiente o pasear. El único secreto para comprender al bebé será la observación, observar mucho y confiar en la intuición que tiene un padre y una madre responsivos. Al principio es un proceso de prueba y error hasta que, poco a poco, lograremos entender todo aquello que vuestro bebé comunica.

Cómo observamos:

- Poniendo muchas dosis de paciencia y practicando. Estando atentos a las señales del bebé. Los bebés, como decíamos, se comunican con nosotros. Se comunican mediante el llanto, pero también mediante señales, ruidos y movimientos que, si sabemos ser pacientes y observarlos, podremos llegar a interpretar fácilmente. Para ello, será necesario escuchar al bebé que llora, no querer callarlo rápidamente, tomarnos tiempo para conocerlo. Hablaremos más de ello en el capítulo sobre bebés de 0-4 meses.

- Compartiendo tiempo con el bebé. El vínculo se crea con el placer. Disfrutad de tiempo juntos para miraros, oleros, jugar, cantar, contar cuentos... En ese espacio se creará la sintonía entre vosotros.

En cada capítulo os daré muchas más pistas que os ayudarán a comprender a vuestro bebé según su edad.

2. RUTINAS

El célebre educador y psiquiatra Rudolf Dreikurs postuló que «las rutinas diarias para los niños son como las paredes de una casa, le da fronteras y dimensión a la vida. La rutina da una sensación de seguridad y da un sentido del orden del cual nace la libertad».

Hay personas que piensan que las rutinas nos encarcelan, o nos hacen un poco esclavos, pero la realidad es que el ser humano es rutinario por naturaleza. Nos gusta la repetición y nos sentimos a gusto cuando las cosas suceden más o menos del mismo modo todos los días, de hecho, nuestra vida es rutinaria y nos sentimos a gusto en esta rutina. Seguramente, ahora podáis estar pensando: no, a mí no me gusta la rutina, quizás incluso pensáis que esta rutina os cansa, os aburre u os ahoga, e incluso quizás estáis pensando que no os gustaría vivir en rutina. De hecho, sí es cierto que de tanto en tanto apetece salir un poco de la rutina. Pero la realidad es que el estar envuelto de rutina, de estabilidad horaria, nos aporta estabilidad emocional, nos aporta confianza, nos aporta serenidad... Todo ello es lo que ayuda precisamente a que nuestro ritmo circadiano esté bien establecido, funcione con regularidad y una ciclicidad apropiada para que nuestro organismo pueda prepararse para el descanso.

Si para nosotros o nosotras ya son importantes las rutinas y ya tienen sus beneficios, imaginaos para un bebé que no es capaz de situarse en el tiempo, que no controla el tiempo. Para él, las veinticuatro horas del día son extremadamente largas, y su única manera de controlar su mundo, su única manera de situarse en él, es precisamente mediante la rutina, mediante la repetición. Un bebé al que cada día le suceden exactamente las mismas cosas, en el mismo orden e incluso en los mismos márgenes horarios será un bebé capaz de prever qué es lo que va a suceder en cada momento y esa previsibilidad es la que lo ayudará a sentir que controla su mundo. Un bebé que siente que controla su mundo será un bebé que se sentirá seguro, y un bebé que se siente seguro será un bebé más relajado, más tranquilo y más estable. Y esa tranquilidad es la que después lo ayudará a conciliar el sueño.

Además, un niño que se siente seguro en su infancia será un adulto más estable emocionalmente y con menos inseguridades en el futuro.

Las rutinas tienen múltiples beneficios:

- Indicador temporal: es decir, ayuda al bebé a poner en hora su reloj biológico, que nace inmaduro (ciclo ultradiano). Pensad que nuestro reloj biológico tiene memoria; si más o menos cada día suceden las mismas cosas en los mismos márgenes horarios, llegará un momento en que el cuerpo lo recordará, y llegará un punto en que el cuerpo se pondrá en modo automático y funcionará solo, de tal manera que ese mismo cuerpo reclamará dormir en esos mismos márgenes horarios y estará receptivo a descansar.

- Seguridad: como decíamos, la previsibilidad de la repetición en una rutina ayuda al bebé a situarse en el tiempo, y esto le aportará estabilidad emocional. Dicha estabilidad emocional le ayudará a sentirse seguro y, por lo tanto, más relajado, y esa relajación le ayudará a conciliar el sueño. Un bebé no conoce el mundo que lo rodea al nacer. Sus primeros meses de vida son un total descubrimiento del entorno. Los padres serán sus primeros guías en la vida. Es necesario organizar un ambiente estable con horarios, rutinas, hábitos y actividades que se repiten hasta que el niño interioriza la destreza para hacerlos de forma segura.
- Ayuda a organizar la vida diaria de la familia: si como familia conoces cada necesidad del bebé y sabes cuándo va a necesitar dormir, serás capaz de organizarte para satisfacer las necesidades de tu hijo/a de manera eficiente, y te ayudará a no llegar tarde nunca. Algo imprescindible cuando hablamos de sueño infantil. Además, la rutina os ayudará a organizar vuestro tiempo a la vez que satisfacéis las necesidades del bebé, de tal manera que todos podáis estar satisfechos. Y pensad que un bebé con una rutina bien organizada será un bebé que aceptará mucho mejor aquellos días en los que la rutina se trastoque.
- El desarrollo de la autonomía personal: en cuando a aquellos niños más mayores, también podemos llegar a favorecer su autoestima incluso. Ya que, al ser capaces de hacer acciones de forma autónoma, se sienten más motivados, dispuestos y valiosos, y el hecho de sentirse motivados los hace más receptivos a colaborar con aquello que toca hacer en cada momento, evitando así muchas negativas y muchas peleas antes de dormir.

No hace falta una rutina rígida ni es necesario que nos obsesionemos con horarios inamovibles, pero una rutina flexible tiene grandes beneficios para el bebé y, por lo tanto, para vosotros como padres, así que os animo a no dejar sus ritmos de alimentación y sueño al azar.

Sabréis cómo crear una rutina adaptada a la edad de tu bebé.

3. RITUAL PRESUEÑO

Los rituales presueño tienen una función muy parecida al de las rutinas.

Las rutinas para mí están más enfocadas al ritmo diario del bebé: es decir, la hora en la que come, la hora a la que duerme, la hora en la que se baña, la hora en la que sale de paseo... Todo eso forma parte de la rutina del bebé. En cambio, un ritual presueño para mí tiene más que ver con aquellas actividades que realizamos justo poco antes de irnos a dormir y que cumplen la función de avisar al bebé de que se acerca el momento de dormir y ayudar al bebé a relajarse.

Además, pensad que las sensaciones de un niño/a cuando se va a la cama tienen una repercusión directa en la calidad del sueño y en cómo afrontará el día siguiente, y tendrán también una repercusión directa en la relación que creará este bebé en el futuro con el momento de ir a dormir.

Necesitamos que los niños se vayan a la cama felices, satisfechos. El momento de acostarse debería ser un momento de gozo, un momento digno de repetir cada día.

Un ritual presueño son básicamente una serie de actividades que repetiremos todos los días en el mismo sitio, en el mismo orden y de la misma manera.

Un ritual presueño nos servirá para varias cosas:

Beneficios del ritual presueño:

- Crear una buena relación con el sueño: el bebé que se va a dormir después de una actividad relajante, amorosa o incluso divertida y emocionante será un bebé con ganas de repetir dicha actividad todos los días. Será un bebé que creará una buena relación con el sueño en el futuro.

- Trance entre la actividad y el sueño: no podemos pretender que un bebé pase de la actividad al sueño de forma brusca. Es necesario pasar por un momento previo de relajación y serenidad para luego poder ir en busca del sueño.
- Ayuda al bebé a sentirse seguro: al igual que los hábitos y las rutinas, el ritual ayuda al bebé a prever y, por lo tanto, a familiarizarse con cada actividad. La previsibilidad le aporta calma y seguridad.
- Preparar el ambiente apropiado: un buen ritual presueño podrá ayudarnos a preparar un ambiente que incite a la relajación y que cumpla con todos los requisitos para conciliar el sueño en calma.
- Conectar con el bebé: antes de ir a dormir es el momento perfecto para que padres e hijos conecten y disfruten los unos de los otros. El momento de ir a dormir debería ser un momento de gozo, debería ser un espacio reservado para tiempo de calidad.
- Muchas veces este es el pilar al que menos importancia damos. Pero os aseguro que un ritual bien elaborado tiene más poder del que podáis imaginar.

Os daré ideas y recursos para crear vuestro propio ritual previo al sueño teniendo en cuenta la etapa en la que se encuentre vuestro bebé.

4. ASOCIACIONES DEL SUEÑO

Qué es una asociación del sueño:

Una asociación o, como lo llaman muchas *coach* del sueño, «muletilla» del sueño es todo aquello que un bebé necesita para conciliar el sueño y para mantener el sueño.

Los bebés aprenden relacionando conceptos, lugares y cosas. Si relacionan un acto en concreto con dormir, algún día pueden llegar a creer que solo así pueden dormirse. A esto se le suele llamar apoyo, muletilla o asociación.

El bebé que concilia el sueño de un modo en concreto va a necesitar (muy probablemente) de eso mismo para volver a redormirse en cada uno de sus microdespertares.

¿Es anormal? ¿Es patológico que un bebé reclame ayuda para conciliar el sueño?

Si has leído las páginas anteriores del libro, ya habrás visto que de patológico no tiene nada. (Y si no lo has leído, por favor, no te saltes esa parte, es fundamental).

De hecho, nuestro bebé duerme y descansa perfectamente incluso con sus múltiples despertares reclamando ese soporte. Aquí los que no descansan son papá o mamá.

Por eso siempre digo que no estáis aquí o que no venís a mi consulta para solucionar un problema o patología del sueño de vuestro bebé, sino un problema vuestro como padres.

Pero sí es cierto que, mientras este bebé necesite de tu ayuda activa para conciliar el sueño, necesitará de esa misma ayuda para redormirse cada vez que tenga un microdespertar nocturno y, por lo tanto, los despertares no disminuirán.

Por lo tanto, la única manera realmente eficaz de reducir despertares nocturnos es con el sueño autónomo. Ya que un bebé que sabe conciliar el sueño de forma autónoma también será capaz de usar esta misma habilidad para redormirse en sus microdespertares. Aunque, como bien indico, es importante mencionar la diferencia: no reduciremos despertares, sino el hecho de que el bebé nos necesite en ellos para redormirse.

Pero no, no son muletillas o asociaciones del sueño negativas para el bebé, como mucho son asociaciones del sueño insostenibles para papá y mamá. Y cambiarlas o no cambiarlas dependerá básicamente de lo que necesitéis vosotros como familia.

No olvidéis que, como dice Rosa Jové, cualquier bebé sano

acabará durmiendo del tirón de forma autónoma y en su cuna tarde o temprano, hagas o no hagas absolutamente nada como padre/madre.

Otra cosa es que como padres aguantemos ese ritmo de despertares hasta entonces.

Y como dice Elizabeth Pantley: «Hay muy pocos bebés que, acostumbrados a despertarse, decidan no hacerlo a no ser que tengan tres, cuatro o cinco años». Ella decía: «Decide ahora si estás dispuesto a esperar».

Si estáis dispuestos a esperar, será tan sencillo como eso, esperar. Y esta segunda fase de tu proceso te la podrás ahorrar.

Ahora bien, si sabes que no quieres o no puedes permitirte el lujo de esperar tres, cuatro o cinco años a que eso suceda de manera espontánea, entonces será necesario ir en busca de ese sueño lo más autónomo posible (que no en solitario, ojo).

Cuando este bebé aprenda dicha habilidad, tendremos a un bebé que seguirá teniendo microdespertares, pero será capaz de darse media vuelta, cambiar de posición y volver a redormirse.

EL LLANTO EN LOS PROCESOS DE CAMBIOS

Pero, antes iniciar procesos de este tipo, es importante para mí que comprendáis algo para que, sea lo que sea que hagáis, lo hagáis con conocimiento de causa:

El bebé no ha pedido ese cambio y, evidentemente, no será recibido de buen agrado ya que para él será una novedad impuesta.

Habrá resistencia por parte del bebé y la habrá con toda la razón del mundo: están cambiando sus rutinas y sus hábitos, está cambiando la dinámica que él/ella conoce, y además pretendemos que duerma de un modo para el cual no viene programado.

Si has decidido este cambio es porque sientes que lo necesitáis como familia, y es lícito necesitar dormir y es lícito buscar una solución. Tienes derecho a necesitar dormir, tienes derecho a no poder sostener más ese ritmo de despertares nocturnos y tienes derecho a poner solución a ellos, al menos así lo siento yo, personalmente.

Pero será necesario también comprender al bebé, saber ponernos en su lugar.

Tendrás que estar dispuesta o dispuesto a asumir el coste. Tendrás que estar dispuesta a aceptar el enfado de tu bebé. Porque a tu bebé no le va a gustar la idea de tener que dormirse de otra manera que no sea en brazos de papá o al pecho de mamá, no le va a gustar la idea de tener que dormirse de otra manera que no sea la que él conoce, la que él entiende como normal, la manera en la que, probablemente, se ha dormido durante meses.

Y, por lo tanto, tú, como madre, como padre, no vas a poder pedirle que no llore. Tu bebé tiene derecho a llorar y tú deberás estar a su lado para comprender, aceptar y acompañar ese llanto.

El bebé tendrá derecho a reclamar lo que quiere, igual que tú tienes derecho a descansar.

El bebé tendrá derecho a sentirse frustrado y enfadado, y tendrá derecho a expresarlo.

Y como madres, como padres, tendremos la obligación de entender a nuestro bebé, ponernos en su piel, empatizar y conectar con sus emociones y acompañarlas desde un lugar de serenidad, sensibilidad y amor profundo.

Yo siempre digo que no es tan importante el cómo o el qué hacemos ni el método que usamos, sino el desde dónde lo hacemos, desde dónde acompañamos al bebé.

Puedes poner un límite a tu bebé a la misma vez que conectas profundamente con él.

El apego con tu bebé se forjará desde esa conexión.

Buscamos acompañar y sostener el enfado de tu bebé, no acallarlo. Puede que llore por frustración, por impotencia, llora porque no nos entiende, porque se siente descolocado ante las novedades, pero nunca, jamás, llorará por sentirse solo, abandonado, inseguro o sin consuelo.

No es agradable escuchar llorar a nuestros hijos e hijas, lo entiendo.

Por eso es tan importante que seas consciente de esta realidad. Según lo que quieras conseguir, el llanto será inevitable, por muy gradual y respetuoso que quieras hacer el proceso. Que no te mientan.

Así que antes de pasar a la acción es importante que te hagas preguntas.

¿Cómo estáis viviendo el sueño de vuestro bebé? ¿Os está afectando como familia?

¿La falta de descanso está haciendo mella en vuestras relaciones?

¿Estáis dispuestos a hacer cambios y a asumir el coste y la dificultad que ello comporta?

Os aseguro que no acompañarás a tu hijo de la misma manera si sabes lo que estás haciendo, por qué lo estás haciendo y con qué finalidad lo haces.

Es lícito necesitar dormir. Es lícito que os planteéis cambios por vuestra necesidad como adultos. Pero, aprended a escucharos, aprended a sentiros y aprended a hacer vuestro propio ejercicio de introspección personal.

¿Realmente necesitáis un cambio?

¿Realmente dormís tan mal como creéis?

¿O te habías planteado cambios por comentarios que habías recibido?

Recuerda que no tienes que hacer nada que tú no sientas necesario.

Ahora tienes la información en la mano, sabes cuáles son tus opciones, aunque sé que esas opciones no son muchas y que todas ellas son difíciles: o resignarse a esperar o cambiar la situación. Y sé que ambas opciones tienen sus pros y sus contras, y que los contras son duros te decantes por lo que te decantes.

Lo importante no es qué decisión tomáis, sino que sea una decisión realmente vuestra y de nadie más.

Si sientes que ha llegado el momento de hacer un cambio, me gustaría decirte algo: permítetelo y acéptatelo.

Habla con tu bebé. Aunque no te entienda. Dile cómo te sientes y qué necesitas. Sana tu corazón de cualquier juicio que te hayas hecho y recuerda que, para respetar, hay que saber ver y aceptar nuestros propios límites, y hay que saber respetarlos también; necesitamos comprender que el dar sanamente a los hijos sale de lo que tenemos, y que, en aquel momento en que ya no sentimos o no podemos dar, es amoroso y respetuoso para con nosotros y para con los demás dejar de hacerlo.

Abandona la culpa. Busca respuesta en ti misma/o desde un lugar más sereno. Ahora sabes que no corre prisa. Nosotras podemos ayudarle y acompañarlo del modo más cariñoso, sensible y eficaz posible. Pero deben aceptar el desagrado de su hijo/a de buena gana y aprender a aceptar su enfado y frustración para luego acompañarlo de forma sana y amorosa.

Ahora sí estás preparada o preparado para buscar recursos.

Vamos a hablar sobre cómo poner en práctica cada pilar fundamental según la etapa en la que se encuentre tu bebé.

★ ★

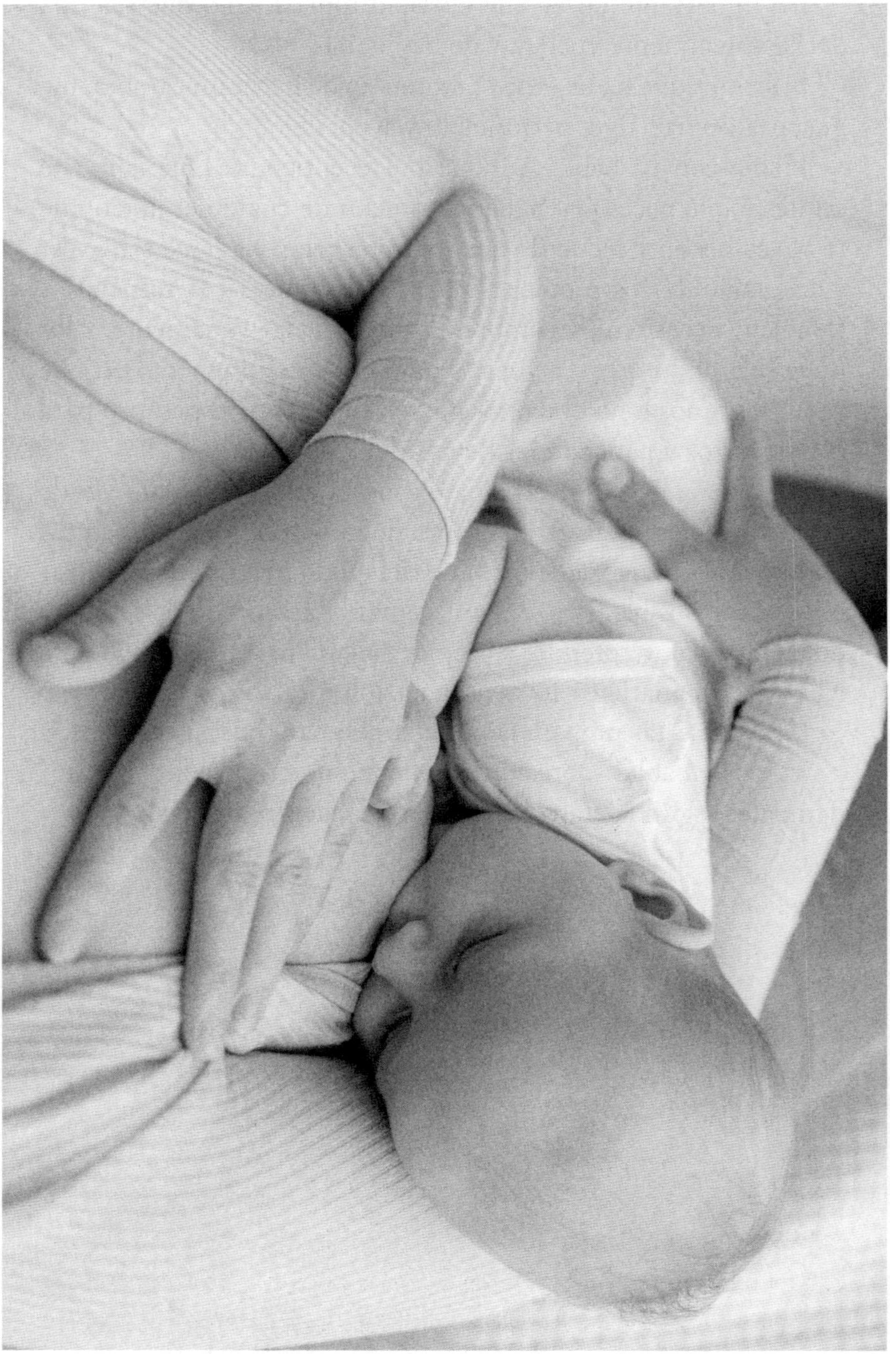

TERCERA PARTE

DE LOS 0 A LOS 4 MESES

EL SUEÑO DEL BEBÉ EN ESTA ETAPA. ¿QUÉ ESPERAR? DESPERTARES Y LACTANCIA MATERNA. EXTEROGESTACIÓN

Si estás leyendo esta parte del libro es porque, probablemente, tienes a un bebé recién nacido en brazos.

Lo primero de todo, ¡enhorabuena! Es una etapa maravillosa. Disfrútala.

Sé que, a la par que maravillosa, tu reciente maternidad puede resultar tremendamente intensa y agotadora.

Me gustaría decirte que no tienes que sentirte pletórica en todo momento, mamá. Te animo a abrazar cada uno de tus sentimientos, incluso aquellos en los que te sientes triste y desanimada. El posparto es un remolino de emociones en las que las hormonas juegan un papel importante, y pasar de un estado emocional al otro puede ser totalmente normal. Procura no culpabilizarte por ello. Aunque tu maternidad haya sido muy buscada y deseada, aunque tengas un bebé sano y sonriente, aunque tu parto haya sido maravilloso, aunque creas que no tienes ningún motivo para llorar, la realidad es que esta montaña rusa de sentimientos es del todo normal, sobre todo los primeros quince días de postparto. Se le llama el *babyblues*.

Si sientes que todo ello se está alargando demasiado en el tiempo y empeora según pasan las semanas, te animo también a buscar ayuda.

EL SUEÑO DEL BEBÉ EN ESTA ETAPA. ¿QUÉ ESPERAR?

Es probable que con la llegada de tu bebé ya te hayas hecho las primeras preguntas con respecto al sueño:

¿Es normal que haga siestas cortas? ¿Por qué llora sin parar por las tardes? ¿Cómo lo ayudo a tranquilizarse? ¿Estará durmiendo lo que necesita?

Y si además no eres madre primeriza y ya sabes de qué va el tema porque lo sufriste con tu primer bebé durante meses, quizás te preguntes ¿hay algo que pueda hacer ahora para prevenir «problemas» en el futuro?

Es una etapa de muchas incertidumbres como padres, y es normal sentirte abrumada. Te invito ante todo a dejarte llevar por tu instinto y tu sentido común. En la era de la información parece cada vez más difícil hacer uso de nuestra mejor herramienta para criar: nuestro instinto maternal.

Lo primero será saber qué puedes esperar de esta etapa para saber cómo afrontarla. Como siempre.

Durante las primeras semanas, los bebés pasan más tiempo durmiendo que con cualquier otra cosa. Algunos bebés llegan a dormir más de veintitrés durante los primeros días incluso. Y si esto es así es porque el descanso es extremadamente importante para el buen desarrollo del recién nacido. Mientras el bebé duerme, su cerebro está produciendo nuevas células cerebrales que lo ayudarán a desarrollarse física y emocionalmente. De hecho, un bebé que duerme bien será un bebé que comerá bien, jugará tranquilo, estará menos irritable e interactuará más con su entorno.

Dormir es una necesidad vital para el bebé, y comprender el sueño y cuidar de su descanso serán unas de nuestras principales tareas como padres.

Así que vamos a hablar sobre el desarrollo del sueño de un bebé según la etapa en la que se encuentra:

Como bien sabéis, el sueño del bebé no tiene nada que ver con el sueño de un adulto, y entender su desarrollo, aunque pueda parecer innecesario, nos ayudará a entender el comportamiento del bebé y saber cómo actuar en consecuencia. Sí, esto lo voy a repetir veinte veces si es necesario a lo largo de todo mi libro. Pero es una parte fundamental.

Por ejemplo, un bebé recién nacido hasta los tres meses, aproximadamente, dormirá con un ritmo ultradiano, es decir, no reconocerá lo que es el día de lo que es la noche, y por lo tanto, dormirá por igual las veinticuatro horas del día sin un orden predecible. Gracias a ello, el bebé podrá alimentarse tanto durante el día como durante la noche para cubrir sus necesidades nutricionales.

Tendrá también un ritmo polisecuencial, es decir, duerme en pequeños periodos de sueño a lo largo del día. Nuestro bebé necesita dormir mucho para descansar tanto a nivel físico como a nivel emocional de tanto estímulo extrauterino. Pero a la vez necesita cubrir esa ingesta calórica frecuentemente tanto para crecer, evitar hipoglucemias, como también para estimular la producción de leche en el caso de que se haga lactancia materna. Tener un ritmo unisecuencial como los adultos (dormir en un único periodo de descanso: la noche) no sería viable para un recién nacido.

También es interesante mencionar, de nuevo, que los bebés duermen mucho más ratos en periodos de sueño REM (sueño activo). Un bebé dormirá el 50 % de su descanso en sueño REM, a diferencia del adulto, que apenas duerme en sueño REM un 20 %.

¿Por qué? Principalmente porque un bebé no necesita descansar tanto de cuerpo, pero en cambio sí necesita restaurar y desarrollar la mente, integrar los aprendizajes del día y recuperarse de un día lleno de emociones.

Además, gracias al sueño REM el bebé podrá despertar fácilmente ante cualquier peligro y mantener la alerta de su cuidador para sentirse a salvo. El bebé sabe que es un ser inmaduro y vulnerable que depende de la atención constante de su principal cuidador para sobrevivir, y buscará esa cercanía de manera totalmente instintiva las veinticuatro horas del día.

No podemos olvidar que, durante los primeros nueve meses de edad, el bebé vive un periodo al que llaman exterogestación. Sabemos que el bebé humano nace de manera prematura, siendo muy inmaduro y dependiente comparado con otros mamíferos. Es por ello por lo que Nils Bergman dice que el hábitat del bebé es el cuerpo de su madre al menos los primeros nueve meses, que es el tiempo en que el bebé tarda en empezar a desplazarse por su cuenta.

En esta edad el bebé se despertará por la noche casi única y exclusivamente por hambre, dormirá una gran cantidad de horas en pequeños periodos de sueño a lo largo de las veinticuatro horas sin un ritmo predecible, y requerirá de un contacto frecuente para sentirse a salvo. Su descanso será caótico e irregular. Es normal.

Lo que podemos esperar en esta etapa:

- Evitar el sobrecansancio y promover un descanso saludable.
- Crear una buena relación con el sueño.
- Entender las necesidades fisiológicas del sueño y saber interpretar a tu bebe observándole y dedicando tiempo a conoceros.

Lo que no podemos esperar:

- Siestas regulares y predecibles.
- No podemos esperar que duerman toda la noche.
- Conseguir días regulares e iguales.
- Que se adapte a nuestros horarios y nuestro ritmo.

Lactancia y sueño del bebé

Si estás ofreciendo lactancia materna, hay varias cosas que también debes conocer, ya que la lactancia materna y el sueño del bebé están intensamente relacionados.

Y es que no es lo mismo succionar de un pecho que succionar de un biberón. Succionar del biberón cansa. Succionar de un pecho relaja. Está en contacto piel con piel con el cuerpo de su madre, escuchando el latido de su corazón, su respiración, su olor… ¿Qué bebé no se dormiría en esas condiciones?

Succionar, además, estimula la producción de serotonina, el neurotransmisor de la felicidad. Por lo tanto, la succión ya de por sí es un regulador emocional que ayudará al bebé a relajarse y dormirse.

Además, la leche materna contiene L-triptófano, un aminoácido precursor del sueño. Y dichos niveles de L-triptófano aumentan precisamente por la noche y ayudan al bebé a redormirse rápidamente durante las tomas nocturnas.

Por suerte, la naturaleza no se ha olvidado de nosotras como madres y nos ha dotado de prolactina.

La prolactina es una hormona que producimos nosotras mientras damos de mamar a nuestros bebés. La prolactina será la hormona responsable de la producción de leche para el día siguiente.

Pero la prolactina es, además, una hormona que nos ayuda a adormecernos.

Curiosamente, sabemos que los picos de prolactina aumentan también por la noche… De tal manera que, mientras damos de mamar por la noches a nuestros bebés, no solo les estamos ayudando a ellos a relajarse y dormirse rápidamente, sino que también nos relajamos nosotras.

Evidentemente, el cuerpo de cada madre es totalmente distinto. No todas las madres son capaces de dormirse rápidamente después de un despertar.

Por lo tanto, ya puedes ver que la afirmación esa de que la culpa es de la teta no tiene fundamento ninguno. De hecho, la teta es más bien el arma más poderosa y eficaz que tenemos como madres.

Pero, sabiendo esto, quizás ahora solo necesitas soltar, dejarte llevar por las hormonas, ponértelo fácil durmiendo cerca de tu bebé y, quizás, solo quizás, eso ya os ayuda a descansar mejor ambos.

Lo que está claro es que la lactancia materna no tiene por qué ser el enemigo, más bien parece al contrario.

PILARES FUNDAMENTALES DEL SUEÑO

OBSERVACIÓN

Como decíamos al principio, todos los bebés nacen preparados para aprender y socializar. Desde el primer día de vida, pueden utilizar señales sutiles para indicar a sus padres aquello que necesitan en cada momento. Si sabes parar y observar lo suficiente y tienes los recursos como para poder reconocer según qué situaciones, seguro que podrás satisfacer de forma mucho más eficiente las necesidades de tu bebé de manera temprana, y, evidentemente, un bebé con todas sus necesidades, tanto físicas como emocionales, cubiertas será un bebé al que le costará menos dejarse llevar por el sueño.

Un bebé, por ejemplo, con hambre, con frío, con calor o con malestar (por ejemplo) no será capaz de dormirse.

Permítete el tiempo suficiente para observar e ir conociendo a tu bebé, sin prisas. Cuando tu bebé llore, procura observarle, procura conectar con él.

Aquí me gustaría hablarte de las famosas señales de cansancio en el bebé:

Señales de cansancio y sueño

Como siempre digo, los bebés nos dicen cuándo tienen sueño y cuándo necesitan ayuda para que el sueño se pueda producir de manera natural. Solo es necesario que la familia aprenda a estar atenta para poder acostar al bebé en el momento oportuno, y facilitar así su conciliación del sueño.

1. Señales tempranas

Empezaremos a notar a un bebé menos activo, con la mirada perdida. Dejará de tener interés por su entorno y puede que le notemos las cejas rojas.

Tu bebé empieza a estar listo para ir a dormir. Tómatelo con calma, no hay prisa. Pero tampoco te relajes.

2. Señales intermedias

Aquí el bebé está ya listo para dormir. Las señales de cansancio empiezan a ser cada vez más evidentes: bosteza, se frota las orejas o la nariz, tiene los ojos vidriosos y empieza a ponerse algo irritable. Es el momento perfecto de iniciar el ritual previo al sueño y facilitarle las cosas para que el sueño se pueda producir.

3. Señales tardías

Como aún no se ha dormido, el bebé pasa a un estado más alterado: empieza a llorar, se pone rígido, se arquea... Claramente, le notamos cansado y con sueño, pero ya os adelanto algo: dormirle en este estado será casi imposible. Los bebés empiezan a segregar cortisol a partir de que inician las señales tardías y, una vez empiece a segregar cortisol, le costará muchísimo más relajarse y dormirse inevitablemente.

Por lo tanto, lo ideal será, primero, regular emocionalmente a tu bebé, para luego poder intentar dormirlo.

Señales de hambre

Igual que un bebé muestra señales de sueño, también muestra señales de hambre, y vale la pena conocerlas ya que un bebé que no se alimenta de manera eficiente no será capaz de dormir, y un bebé que no descansa tampoco será capaz de comer bien. Es el círculo vicioso de la alimentación y el sueño.

Aquí os comparto las señales tempranas que pueden indicar hambre. Evidentemente, cada bebé es único y será necesario observar al nuestro en concreto.

— **Primeras señales:**

- El bebé mueve la cabeza de un lado a otro.
- Saca la lengua.
- Hace ruiditos.
- Mueve los brazos.
- Incrementa el movimiento de cabeza y brazos más enérgico.
- Se chupa las manos.

— **Señales tardías:**

- Movimientos muy enérgicos de extremidades.
- Llanto.

Frente las señales tardías de hambre, será necesario calmar al bebé antes de ofrecerle el pecho para que pueda realizar un agarre correcto para alimentarse.

Hora bruja (calmar al bebé que llora desconsolado)

Es común que los bebés pequeños, alrededor de entre las dos semanas de vida y los tres meses, vivan episodios de llanto desconsolado al final del día. Normalmente, este llanto se produce entre las 18.00 y las 22.00 de la noche. El bebé se pone a llorar sin consuelo ninguno y los padres/madres intentan hacer de todo para que el bebé salga de ese estado sin ningún éxito. Se suele confundir con facilidad este episodio con los cólicos, pero la realidad es que, normalmente, solo se trata de un bebé sobrecargado y cansado. Quizás es un bebé que lo único que necesita es precisamente eso: llorar.

Muy probablemente, no puedas hacer absolutamente nada durante este episodio. Suena algo duro dicho así, pero tómatelo como una liberación de carga. No tienes la culpa.

Procura conectar con el tacto y la mirada. Intenta transmitir a tu bebé que estás allí dispuesta a escucharle. Respira hondo y procura mantener la calma. Recuerda que tu bebé se corregula con tus propias emociones.

Póntelo encima de tu cuerpo. Usa un portabebé para facilitarte las cosas. También puedes ayudarte del ruido blanco, ya que suele tener un efecto calmante en el bebé. La succión también es muy útil, ya que es un regulador emocional muy potente.

Pero, recuerda, no siempre podrás evitar el llanto de tu bebé. A veces solo podrás estar a su lado para sostenerle en su malestar, estando disponibles, estando presentes en cuerpo y en alma, poniendo todo tu ser en él o ella. Y te aseguro que eso es lo único que necesita tu bebé, sentirte cerca.

Por qué lloran los bebés

El llanto de un bebé suele venir acompañado de gestos, expresiones y posturas corporales que nos pueden dar pistas sobre qué puede estar sucediendo.

Para poder averiguar qué necesita un bebé cuando llora, será muy importante saber observar y saber interpretar. Pero, para saber observar, es necesario dedicar tiempo a esa observación.

Así que, cuando tu bebé llora, tómate tu tiempo para:

- Parar y escuchar activamente aquello que el bebé intenta comunicar dejando que primero se exprese con libertad.
- Aceptar el llanto como una manera natural de comunicarse para los bebés. Cuando escuchamos llorar al bebé, nuestro impulso principal es simplemente hacer callar al bebé. Queremos hacer callar al bebé igual que nos hicieron callar a nosotros. Pero el llanto es un mecanismo de curación, es la manera en la que el bebé puede liberar hormonas que aliviarán la tensión del bebé. Es necesario hacer sentir al bebé escuchado, no acallado.

No os lancéis a hacer cosas (arrullar, mecer, cantar, hablar...) actuando desde vuestra propia incomodidad. Necesitáis responder a las necesidades de vuestro bebé, y no vas a poder responder de manera apropiada si no te das tiempo para escucharle. A veces, actuar rápido y con la única finalidad de hacer callar a tu bebé te hará perder el control de tus propias emociones, y eso solo empeorará la situación.

Escucha a tu bebé y serás capaz de mantener la calma.

Y de verdad te digo que, mientras escribo estas palabras, voy recordando perfectamente esos momentos de llantos interminables de mi hija. Y recuerdo a la perfección cómo me sentía: muy frustrada por no saber qué hacer y no saber qué le pasaba. Y muy nerviosa porque, a pesar de todos mis esfuerzos por calmarla, no había forma. Siempre acababa yo nerviosa e irritada. Y todo eso no me ayudaba ni a mí ni a mi bebé.

Tenía una muy baja tolerancia al llanto. Solo quería hacer callar a mi bebé e intentaba silenciarla con el chupete continuamente.

Más adelante, entendí que a los bebés no hay que silenciarlos, hay que escucharlos. Y eso tuvo que pasar por trabajar personalmente esa tolerancia al llanto.

Conecta con tu bebé: coloca las manos con delicadeza en el cuerpo del bebé e intenta conectar con él a través del tacto, intentando transmitir al bebé que estáis dispuestos a escucharle.

Permanecer siempre cerca del bebé, procurando mantener la calma y la serenidad, escuchando y observando su lenguaje corporal. Observando su boca y sus ojos. Cuando estéis seguros de estar escuchando los sentimientos del bebé, entonces podéis ofrecer consuelo meciéndole, cantándole, arrullándole, con palmaditas, para ayudarle a encontrar la calma de nuevo. Proporciónale contención quizás en un portabebé o envolviendo a tu bebé con la técnica del *swaddle*.

Al escuchar activamente al bebé, estaremos cubriendo todas sus necesidades emocionales. El mensaje tiene que ser: mereces ser escuchado, mereces respeto. Al sentirse escuchado, el bebé crece con una sensación de confianza y seguridad que le aportará paz.

Intenta averiguar qué necesita. Para ello hazte preguntas: ¿cómo es el ambiente en el que te encuentras? ¿Hay mucho ruido? ¿Muchas luces? ¿Alguien ha pasado el aspirador, o ha ladrado el perro? Quizás está asustado… Los bebés son muy sensibles a los estímulos, tal y como hablábamos en el apartado anterior. ¿Cómo está la temperatura? ¿Puede tener frío o calor? ¿Puede que le moleste una etiqueta de la ropa? ¿Cuánto rato hace que ha comido? ¿Ha hecho una buena toma anteriormente? ¿Cuánto rato lleva sin dormir? ¿Cómo se mueve? ¿Qué gestos está haciendo?

Quizás averiguarás qué le pasa y darás en el clavo, o quizás no.

Y si no consigues averiguar qué le sucede no pasa nada. Díselo: «No hemos sabido encontrar la razón por la cual estás llorando, pero espero que me sientas presente».

Sobrexcitación

La sobrestimulación es una situación en la que el niño experimenta más sensaciones, ruidos y estímulos de los que puede manejar. Imaginad lo que puede llegar a suponer para un bebé la transición del útero al mundo exterior, pasando de un lugar oscuro y tranquilo a un entorno totalmente desconocido, con ruidos y colores que le suponen en muchas ocasiones una sobrecarga sensorial difícil de gestionar.

Esto puede llevar a un llanto excesivo y al rechazo de formas de estimulación que suelen ser bienvenidas, como los abrazos. La capacidad de los bebés y los niños pequeños para regular la información sensorial es inmadura. Como resultado, la estimulación que podría parecernos totalmente razonable a nosotros podría ser bastante abrumadora para ellos. Sabemos que el exceso de estimulación para el bebé puede ser muy nocivo para él, y llorará para avisar de que está soportando una situación que ya no puede controlar.

Un bebé sobrexcitado será un bebé incapaz de relajarse y dormirse de forma serena y tranquila.

Estas señales serán:

- Te aparta con la mirada.
- Respira rápido.
- Se está empezando a irritar.
- Empieza a hacer movimientos bruscos con extremidades.
- Se muestra molesto o cansado (se queja o bosteza).
- Si acaba llorando, suele ser un llanto estridente y a veces acompañado de hipos.

Solución: Si notas a tu bebé sobrexcitado, sácalo de la escena. Lleva a tu bebé a otro lugar, cámbialo de posición, huye de luces y ruidos, háblale suave y usa el balanceo suave de tus brazos para calmarlo (sin pretensión de dormirlo). Escucha también tus emociones, necesita sentirte en calma, recuerda que tu bebé se corregula con tus emociones. Y mientras lo escribo sé que lo que te estoy pidiendo es muy difícil: calmarte mientras tu bebé llora a pleno pulmón y tú ya no sabes qué más hacer por él… De verdad que te entiendo demasiado. Pero para ayudar a tu bebé vas a tener que centrarte en ti misma más que incluso en él.

Respira hondo inhalando y exhalando varias veces, ponte música si eso te ayuda a relajarte y muévete suavemente por la habitación. Tararea canciones… Intenta descubrir qué te ayuda a ti a calmarte. No vas a poder ayudarle si tú no estás bien.

Si estás viviendo episodios de llanto frecuentemente, te abrazo mamá. Es muy duro, pero recuerda que, aunque ahora cueste visualizarlo, pasará, y un día lo recordarás como un anécdota más.

Y ahora hablemos de los temidos cólicos, muy típicos en esta etapa del desarrollo de tu bebé y que, inevitablemente, afectan al sueño.

Malestar o dolor:

- Llanto que aparece de forma explosiva y con mucha intensidad desde el principio.
- Permanece con los ojos cerrados casi todo el rato con la frente arrugada.
- Se retuerce y arquea la espalda con tensión.
- Tiene los puños cerrados y el cuerpo rígido.

Solución: Dependerá de qué tipo de dolor sea y de dónde provenga. El pediatra tendrá que dar las indicaciones necesarias para paliar al máximo posible la incomodidad del bebé en estos casos, pero no siempre podremos ahorrarnos que un bebé llore por dolores estomacales o que llore porque está congestionado o porque le duele el oído.

Deberemos ser cuidadosos con el tipo de actividades a las que exponemos al bebé. Solemos hablar alto, ir a sitios con muchos ruidos, con mucha gente... Incluso a veces llenamos nuestra agenda de actividades para bebés, y puede que sean actividades bonitas, pero será necesario que observemos y nos preguntemos: ¿esta actividad cuida del descanso tanto físico como emocional de mi bebé? Aunque nos parezca una tontería, el bebé no está preparado para tolerar una gran cantidad de estímulos. No digo que no puedas cantarle, ponerle música o jugar con él con sonajeros, por ejemplo. Pero, cuando se trata de bebés tan pequeños, deberemos ser cuidadosos para detectar sus límites. Y quizás su límite se lo detectarás cinco minutos después de empezar a jugar. Y será normal.

Os he hecho un resumen de todos los motivos por los cuales un bebé podría llorar. En este punto tendréis que reunir todos los datos e intentar imaginar qué ocurre. Los bebés no suelen llorar por muchos más motivos que hambre, sueño, incomodidad o dolor, sobrestimulación o necesidad de contacto.

Pero lo que tienes que tener claro es que tu bebé no llora solo por hambre. Así que procura no solucionarlo todo del mismo modo. Más adelante te daré más pistas sobre cómo llevar un ritmo de alimentación y sueño que permita a tu bebé comer y descansar correctamente.

RUTINAS

Durante los primeros cinco meses de vida del bebé las siestas serán caóticas e irregulares, sin un patrón definido ya que aún no tendrá un ritmo circadiano establecido, como te comentaba al principio.

Hacia los cinco meses de vida, casi la mitad de los bebés han ajustado sus horarios nocturnos a los horarios habituales de su familia o entorno, diferenciando la noche del día. A partir de esta edad, las siestas empiezan consolidarse con un patrón y un orden más predecible y regulado.

Pero, aunque durante los primeros meses no podemos regirnos por horarios, sí podemos favorecer el descanso con un ritmo de vigilia y sueño predecible que ayude al bebé a descansar lo que necesita.

Recordad que una buena noche siempre empieza con un buen día.

Un bebé que no descansa durante el día lo que necesita difícilmente dormirá bien durante la noche. Además, el descanso diurno es esencial para su desarrollo físico y cognitivo, las siestas son una necesidad biológica desde el nacimiento hasta los tres o cuatro años de edad.

Para su descanso diurno será necesario observar las señales de cansancio del bebé a la vez que estamos atentos al reloj teniendo en cuenta sus ventanas del sueño de las que ahora hablaremos.

Horas de sueño según la edad

Un bebé de 0 a 4 meses dormirá entre catorce y dieciocho horas, aproximadamente, repartidas por igual las veinticuatro horas, sin ningún tipo de patrón (sobre todo los primeros tres meses). Puede que haga cuatro siestas como que haga seis siestas, y puede que estas duren veinte minutos como que duren tres horas, y todas serían correctas siempre y cuando se despierte tranquilo/a y feliz.

Por la noche dormirá unas nueve horas (con sus múltiples despertares).

En esta primera etapa es difícil darte datos específicos. De hecho, nadie puede decirte cuánto dormirá tu bebé exactamente. Como ves, los datos que tenemos abarcan muchas horas diferentes, así que no te obsesiones con tablas estadísticas que puedas ver en las redes sociales y guíate más por tu sentido común.

Los bebés menores de tres o cuatro meses, al no tener un ritmo circadiano establecido, pueden acostarse más tarde ya que duermen menos horas en total de sueño nocturno. De hecho, hay muchos bebés menores de tres meses que funcionan muy bien acostándose a las 22.00 horas o incluso más tarde. A partir de los tres o cuatro meses, el bebé ya empieza a desarrollar su ritmo circadiano gracias a que empieza a producir su propia melatonina. Y, además, a partir de los cinco o seis meses, las horas totales de sueño nocturno aumentan, y es necesario entonces para el bebé acostarse pronto, ya que, por naturaleza, tienen tendencia a despertar pronto por la mañana.

A modo resumen os dejo esta tabla.

Edad	Número de siestas	Duración de siestas	Total de sueño diurno
0-4 meses	4-6 siestas	20 minutos-3 horas	4-6 horas

Ventanas de sueño

Las ventanas de sueño son las horas que un bebé puede permanecer despierto según su edad entre una siesta y la otra sin llegar a sobreagotarse.

Estos datos pueden ayudaros a organizar el día a día de tu bebé evitando el sobrecansancio.

Deberemos tomar en consideración que las ventanas de sueño van aumentando a medida que va pasando el día.

Recuerda por eso que todos los datos de los bebés, sobre todo hasta los tres meses, son los más inexactos. Procura no frustrarte si esta información no te encaja con lo que observas en tu bebé en particular.

Para acostar al bebé en el momento oportuno, nos guiaremos por dichas tablas estadísticas, pero sobre todo por las señales de cansancio que hemos observado en el bebé.

Edad	Mínimo	Máximo
0-1 Meses	40 min	90 min
1-2 Meses	1 h	2 h
2-4 Meses	1,5 h	2,5 h

Ritmo de «alimentación-vigilia-sueño»

Con bebés menores de cuatro meses, no podemos hablar de horarios ya que aún no están preparados para ello. Por lo tanto, nos olvidaremos del reloj mínimo hasta los cinco meses aproximadamente.

Pero sí podemos regirnos por un orden coherente y predecible que os ayude a organizar el día a día de vuestra familia, y os ayude a cubrir las necesidades de alimentación y sueño que el bebé tiene de manera organizada y eficaz. Recuerda que la alimentación y el sueño están estrechamente relacionados. Si no come bien, no dormirá bien, y si no duerme bien, no comerá bien.

Para ello nos ayudaremos de un ritmo que repetiremos a lo largo del día de manera recurrente:

Alimentación-vigilia-sueño

En qué nos beneficia este ritmo:

1. Daremos de comer al bebé poco después de despertar de una siesta, justo cuando se encuentra en alerta tranquila, justo cuando está descansado y con fuerzas para mamar con energía y comer de manera eficaz extrayendo toda la parte grasa de la toma (si se trata de LM).

Si le ofreces lactancia materna a tu bebé, debes saber que la composición de la leche varía durante la toma. La primera parte de la toma está compuesta básicamente de lactosa y la segunda parte de la toma es donde el bebé extrae la parte más grasa.

Si el bebé no come de esa última parte grasa de la toma, probablemente no quedará del todo saciado, el estómago se vaciará rápidamente y el bebé necesitará mamar de manera muy frecuente, llegando a acumular mucha lactosa en el intestino y siendo quizás difícil de digerir para el bebé.

Para evitar esto ofrece a tu bebé su toma nutritiva poco después de despertar de su siesta, dale de mamar de un solo pecho hasta que el bebé lo rechace, y asegúrate de que hace una toma realmente nutritiva.

Vigila también su posición al mamar para que haga una toma efectiva. Y descarta problemas físicos como un frenillo corto, etc., ya que todo ello podría estar generando un mal agarre y, quizás, tomas ineficaces, generando la necesidad de mamar muy frecuentemente. Para todo esto lo mejor es dirigirte a una asesora de lactancia.

Y aquí añado otra recomendación: no dejes que el bebé pase muchas horas sin comer durante el día. Si no come durante el día, lo hará durante la noche. Sé que el pecho es a demanda, pero, ojo, tampoco dejemos que el bebé se pase cuatro horas sin mamar nada durante el día. Sentido común básicamente. Ofrece el pecho si ves que él o ella no lo reclama.

2. Nos ayuda a diferenciar las tomas nutritivas de las tomas no-nutritivas. Ambos tipo de tomas son importantes, sobre todo si estamos estableciendo la lactancia materna. Pero saber diferenciar para qué le estamos dando el pecho en cada momento nos ayudará a cubrir cada necesidad del bebé de manera correcta, y diferenciar los tipos de toma nos ayudará en el futuro cuando nos planteemos cambios, como el destete nocturno o la desasociación pecho-sueño.

Ejemplo aplicando el ritmo de alimentación-vigila-sueño:

Bebé se despierta: Hacemos un ritual de buenos días levantando persianas, hablándole suave desde la cama, dándole besitos en las mejillas. Le cambiamos y salimos de la habitación.

Alimentamos: Cuando nos hemos asegurado de que el bebé está bien despierto y activo, nos vamos a algún sitio en concreto de la casa y nos sentamos cómodamente para darle el pecho o el biberón. Seremos conscientes de que le estamos dando una toma nutritiva.

Vigilia: Dedicamos este ratito a interactuar, jugar y dedicar espacios de conexión entre padres e hijos, siendo conscientes de que con estas edades cualquier cosa repetida durante mucho rato puede sobrestimular al bebé.

Dormir: Estaremos pendientes de las señales de cansancio del bebé y nos acordaremos de las ventanas del sueño para acostarlo en el momento oportuno. Si se acerca la hora de su ventana del sueño y empezamos a notar señales de cansancio evidentes, empezaremos un ritual previo al sueño para acostarlo. Luego os hablo del ritual.

Este ejemplo se repetirá varias veces a lo largo del día.

Evidentemente, estamos hablando de un bebé muy pequeño que hace siestas de manera muy frecuente, y no todas las siestas las podrá hacer en casa con un ritmo tan marcado porque no podemos pasarnos todo el día encerrados.

Cuando os toque hacer la siesta en la calle, llévate un portabebé por si en el cochecito le cuesta un poco más descansar bien.

Un consejo: Fuera de casa no tengas normas, intenta que duerma, pero si prefiere el portabebé antes que el cochecito (por ejemplo), no te compliques la vida, póntelo en el portabebé y disfruta de tu salida fuera de casa.

Pero recuerda que el ritmo de tu bebé es muy diferente al tuyo y que exponerle a una gran cantidad de estímulos durante el día con mucha actividad y poco espacio para la calma probablemente le pasará factura. No se lo tomes en cuenta si tienes previsto un día entero de actividad.

Despertar al bebé para que coma

Sabemos que una de las bases para una lactancia exitosa es que esta sea a demanda del bebé, pero siempre y cuando sea la demanda de un bebé a término, sano y que ya haya recuperado el peso de su nacimiento.

Durante los primeros tres meses de vida el bebé pierde peso de manera fisiológica. Empezará a ganar peso a partir del quinto día de vida y, por norma general, lo habrá recuperado por completo quince días después de su nacimiento.

Durante ese tiempo sí será importante ofrecer el pecho si el bebé no lo reclama y despertarle para darle de comer en el caso de que lleve más de tres horas durmiendo, ya no solo para alimentarlo correctamente, sino también para asegurar una buena producción de leche.

Pero, además, si sientes que tu bebé es de los que come mucho durante la noche y poco durante el día, una de las primeras cosas que deberás hacer es regular ese ritmo. Necesitas que coma más durante el día si quieres que deje de hacerlo tanto durante la noche.

Diferenciar el día de la noche

Cómo bien sabéis, los bebés durante esta etapa no diferencian el día de la noche porque no tienen un ritmo circadiano establecido y necesitarán tiempo para adaptarse.Para ayudarlos a diferenciar el día de la noche, procura exponer a tu bebé a la luz del sol durante el día y asegúrate de estar en oscuridad y silencio durante la noche.

Durante las noches procura no estimularlo. Procura encender las mínimas luces posibles cuando tengas que darle de mamar o cambiarle el pañal, y procura no hacer paseos nocturnos fuera de la habitación a no ser que sea imprescindible. La luz que uses que sea cálida (amarilla o naranja).

Las siestas las puedes hacer con luz y ruido si para tu bebé no es impedimento. Aunque tampoco es necesario que le pongas a dormir debajo de la ventana con la luz directa y menos si a tu bebé eso lo altera. Puedes dormirlo en un lugar en semipenumbra si ves que tu bebé es más inquieto.

Hablemos ahora de otro de los pilares fundamentales del sueño: los rituales previos al sueño.

RITUALES

Puedes ayudar a tu bebé a relajarse antes de ir a dormir mediante un pequeño ritual presueño que repitas cada noche y en cada siesta.

El ritual nos servirá para relajar al bebé antes de dormir. Puedes entender los beneficios del ritual previo al sueño en la página 59.

Escoge una serie de actividades y repítelas cada día exactamente en el mismo orden, mismo sitio y de la misma manera.

Ir a dormir debe ser un acto que repitamos siempre igual. Los bebés son seres de costumbres a los que les gusta saber qué es lo que va a suceder en cada momento. Si cada día suceden las mismas actividades, será capaz de relacionarlas y preverlas, y esa previsibilidad le aportará seguridad y confianza.

Ideas rituales:

- Anunciar que se va a dormir con alguna frase que repitas siempre igual: «Cariño, necesitas descansar, nos vamos a dormir».
- Preparar la habitación: Es cierto que durante estos primeros meses nuestro bebé será capaz de conciliar el sueño casi en cualquier sitio, pero es positivo ir recreando un ambiente relajado en alguna de sus siestas y sobre todo por la noche con luces más cálidas y evitando estímulos.
- Preparar al bebé: El bebé tiene que estar cómodo para dormir. Asegúrate de que la ropa con la que duerme es cómoda y no va a pasar ni frío ni calor.

- Envolver al bebé en un arrullo desahogado ayudará al bebé a sentirse contenido, reducirá la agitación y ayudará al bebé a sentirse como en un *continuum* en la vida extrauterina de tal manera que favorecemos su sueño. Además, el arrullo puede evitar el reflejo de moro, un reflejo como de caída que evitará que el bebé se despierte. Podemos envolver al bebé hasta máximo los cuatro meses de edad o hasta que saben darse la vuelta. Y siempre en siestas con supervisión. Envolverle solo la parte de los brazos dejando las caderas y piernas con libre movilidad.
- Ofrecer una toma aprovechando aquí para conectar con él con la mirada y el contacto. Si se duerme en brazos y al pecho, no es malo, acuérdate. Ahora bien, si lo ves muy relajado y quieres probar a dejarlo en la cama junto a ti para ver si se acaba de dormir, adelante. Siempre estás a tiempo de cogerlo de nuevo y volver a darle el pecho.
- Balancearlo en brazos un ratito: Con un bebé tan pequeño la mejor manera de acercarlo al sueño es mediante el contacto directo con mamá o papá y mediante el movimiento rítmico. Podemos mecerlo, susurrarle, contenerlo en brazos...

No subestimes el poder del ritual. Muchas veces no lleváis a la práctica ningún ritual porque os parece una tontería, y lo entiendo, puede parecerlo, pero recordad que todos los detalles sumarán y te aseguro que el ritual es una parte fundamental que no debes pasar por alto. Un ritual será el momento perfecto para compartir con tu bebé, para conectar con él antes de acostarlo, para disfrutar el uno del otro, para relajarlo y, sobre todo, para ayudarle a entender que se acerca la hora de dormir y que pueda prever fácilmente. El ritual tiene muchos beneficios.

ASOCIACIONES

Ya hemos hablado en la página 60 sobre qué es una asociación al sueño y cómo afecta a los despertares. Si no lo has leído, por favor, pásate por allí antes de continuar ya que es importante que lo entiendas.

Es cierto que yo, personalmente, no soy partidaria de trabajar para intentar conquistar la autonomía del sueño hasta que el bebé no cumple mínimo los ocho meses como mínimo por varios motivos:

- Es muy difícil que un bebé pequeño y cansado no se duerma succionando del pecho o del biberón.
- Los primeros meses deberían ser para disfrutar del bebé sin normas y crear vínculos con él además de establecer la lactancia materna.
- Es un esfuerzo muy grande que no va a tener recompensa hasta mucho más adelante, por lo tanto, los esfuerzos son poco gratificantes a corto plazo y muchas familias se desaniman rápido a no ser que sean muy conscientes de ello porque lo hayamos dejado bien claro.
- Lo que hagan las familias en esta etapa sí tiene una repercusión en el futuro si las familias lo saben mantener, pero muchas veces, ante cambios o crisis, las familias acaban recurriendo a medidas desesperadas y pueden perder todo lo que habían conseguido, de tal manera que sus esfuerzos en esta etapa acaban por no ver sus frutos más adelante.
- Si introducimos el sueño autónomo muy pronto, podemos correr el riesgo de reducir mucho las tomas nocturnas de pecho y, por lo tanto, su producción, que sabéis que depende mucho de las tomas nocturnas. Por lo tanto, ponemos en riesgo la lactancia materna.

Pero eso no significa que no se pueda hacer absolutamente nada con un bebé pequeño y, si tu deseo es empezar a preparar el terreno o incluso empezar a intentar esa autonomía, puedes ir probando, sin forzar, y observar a ver qué sucede.

Recordad por eso que, antes de empezar a trabajar en las asociaciones del sueño, será importante que tengas todos los demás pilares fundamentales controlados. No empieces la casa por el tejado, por favor.

No ofrecer-no negar

Para mí esta puede ser una norma básica para dormir al bebé. Si el bebé está llorando, evidentemente, hay que ayudarle a volver a la calma. Quizás moviendo el carrito, o quizás ofreciendo el pecho o balanceándolo en brazos. Pero muchas veces seguimos moviendo el carro o seguimos balanceándolo en brazos cuando en realidad nuestro bebé ya no lo necesita.

Fíjate, seguro que alguna vez te ha pasado que sigues moviendo el carro incluso aunque el bebé ya está dormido. ¿Cierto?

La norma es básica: no niegues, pero tampoco ofrezcas.

Por ejemplo, si normalmente te tumbas con él en la cama y le das el pecho hasta que se duerme, prueba a tumbarte con él sin ofrecerle el pecho. Si llora y busca tu pecho, no se lo niegues, pero si no llora, quédate a su lado y espera pacientemente a ver qué sucede. Es posible que se acabe durmiendo al pecho, lógico, pero, si le sigues dando oportunidades, quizás un día te sorprenda.

Si, por ejemplo, le sueles dormir balanceándolo por todo el pasillo, prueba a tenerlo en brazos sentada en un sillón. Si llora, no le negaremos el balanceo, pero, si no llora, deja que él mismo se calme en tu regazo, sin más estímulos de los necesarios.

Así con todo.

La clave es no actuar de más porque sí.

Es cierto que quizás tarda más en dormirse, pero a largo plazo tu bebé puede que solo necesite tu presencia y tu contacto para conciliar el sueño (necesidad biológica intrínseca), pero te habrás ahorrado los paseos por todo el pasillo. Evitando así aquellas asociaciones del sueño que a largo plazo podrían resultar realmente agotadoras físicamente para vosotros.

Te animo a cambiar la mirada: no es responsabilidad tuya dormir a tu bebé. No puedes ni debes dormir a tu bebé. Porque dormir es algo que solo puede hacer tu bebé.

Tu responsabilidad como madre/padre es aportar a tu bebé el ambiente apropiado, el momento oportuno y ofrecerle la seguridad y la calma que necesita para confiar en la conciliación del sueño gracias a tu cercanía y a tu serenidad. Pero, a partir de ahí, deja que tu bebé se tome su tiempo, no tengas prisa, y aprovecha el momento para conectar con tu bebé sin presión, sin forzarle a conciliar el sueño, dando espacio para que el sueño se pueda producir en unas condiciones agradables. Cuando todas esas condiciones están cubiertas, y si el bebé de verdad tiene sueño (sin estar sobreagotado), simplemente se dormirá. Procura confiar en ello y olvídate de dormir a tu bebé para evitar la frustración que pueda generar en ti el peso de esa responsabilidad. Quizás incluso relajando el ambiente el sueño se pueda producir antes...

Y ojo, mientras escribo esto entiendo perfectamente esa situación en la que de lo único que tienes ganas es de que el bebé se duerma ya para poder ir a hacer la tarea que tenías en mente. Y entiendo lo agotador que puede resultar cuando ya llevas un buen rato y el bebé no acaba de dormirse, pero luchar contra eso quizás os llevará a la extenuación y a la desesperación.

Te animo a soltar. Te animo a descargar presionas y ver qué sucede

Dream feed

El *dream feed* consiste en ofrecer al bebé una última toma de leche mientras está dormido, antes de nosotros, los padres/madres, irnos a dormir. La intención de esta técnica es anticiparnos a la siguiente toma de leche y de esta manera alargar las horas de sueño de mamá (o papá).

Por ejemplo, si su última toma se la has dado a las 20.00 horas y tú te vas a dormir a las 00.00 horas, le puedes dar ahí una toma con la intención de que quizás tarde más en tener su primer despertar por hambre.

OJO: No es una técnica infalible en todos los casos y suele funcionar mejor en bebés menores de cuatro o cinco meses.

¿Cuándo se considera que NO funciona?

1. Cuando al ofrecer esta toma dormido se despierta demasiado y acaba desvelándose.
2. Cuando notas que, aunque intentes alimentarlo, está demasiado dormido y no succiona o no come nada.
3. Cuando, con todo y eso, se despierta al poco de haberle dado esta toma por mucho que hayas insistido durante unos días.
4. Deja de usar esta técnica cuando veas que tu bebé empieza a no necesitar alimentarse tanto o cuando veas que sus tomas empiezan a ser menos nutricionales. Si es de pecho, lo notarás por la succión: si es una succión intensa y con mucha deglución, seguramente es nutricional.

Colecho

Sé que el colecho está muy demonizado por gran parte de la población. Sé que te has comprado una cuna porque tenías pensado que tu bebé durmiera en ella, y sé que quizás te has comprado este libro para que te explique cómo conseguir que tu bebé se duerma en su cuna. Y de verdad que hablaré de ello más adelante para aquellos que verdaderamente lo necesitáis. Pero necesito decirte que el colecho no es una mala opción, de hecho, el colecho puede ser una gran solución sobre todo durante estos primeros meses de vida de tu bebé, donde todo es un caos.

El colecho es una manera de sobrevivir a los múltiples despertares del bebé, por lo tanto, ese ya es un efecto positivo evidente del colecho: que muchas familias logréis descansar un poco mejor gracias a esa práctica.

Pero, además, se ha visto que las madres que colechan regularmente con sus bebés tienen una alta sensibilidad a las necesidades de sus hijos/as y tienen tendencia a responder muy rápidamente, algo que ayuda al bebé a sentirse seguro y a la madre a sentirse responsiva y, por lo tanto, mejora su estado de ánimo. Ya tenemos dos beneficios importantes para mamá y bebé.

Otro de los efectos del colecho es que madre e hijos/as son capaces de sincronizar sus despertares y sus estadios de sueño. Es decir, se ha observado que las madres y los bebés que comparten cama de forma rutinaria tienen microdespertares simultáneos, de tal manera que si el bebé despierta normalmente pillará a su madre en un sueño superficial. No es lo mismo que te despierten en pleno sueño profundo que en fase superficial.

En estos mismos estudios se ha observado también cómo las madres que duermen con sus bebés adoptan una posición muy concreta: cara a cara con el bebé, en posición lateral. Igual que en la imagen.

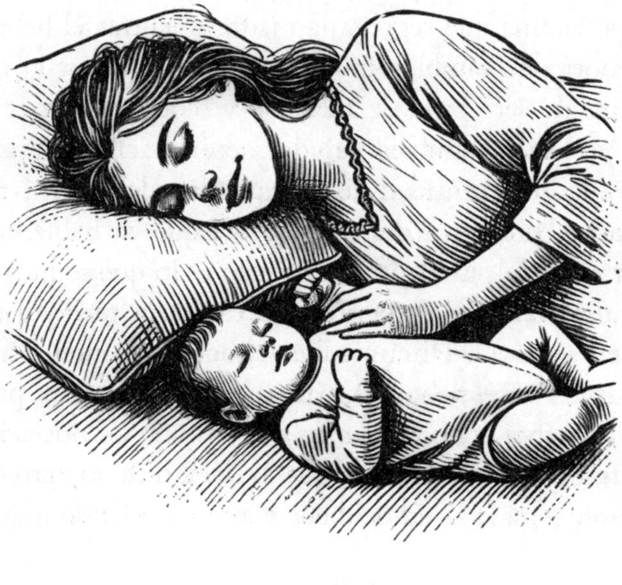

Una posición muy característica de las madres que colechan y amamantan a sus bebés que parece un comportamiento instintivo para proteger al bebé durante el sueño y favorecer la succión.

Otro de los beneficios es que aseguramos una buena ingesta calórica y que además aseguramos un buen establecimiento de la lactancia, como hemos visto en capítulos anteriores. ¿Por qué? Porque el bebé que duerme al lado de su madre suele despertarse más que el bebé que duerme en solitario y, por lo tanto, suele mamar más. El hecho de mamar mucho por la noche es garantía de mejor ingesta calórica y, por lo tanto, menor probabilidad de hipoglucemias, además de mayor protección inmunológica (evidentemente, cuantas más tomas, más anticuerpos reciben).

Pero, además, el hecho de que el bebé mame frecuentemente por la noche también ayuda a aumentar la producción de leche, ya que sabemos que durante la noche la madre producirá mucha más prolactina, que es la hormona responsable de la producción de leche.

Pero, aunque sí es evidente que el bebé que duerme al lado de su madre se despierta más que el que duerme en solitario, este hecho no se ha relacionado con menos calidad de sueño en ambos, de hecho, hay quienes aseguran precisamente lo contrario: la prolactina que segrega la madre mientras el bebé mama es una hormona también inductora del sueño, por lo tanto, la madre puede ser capaz de relajarse y redormirse más rápidamente, y el bebé también se adormecerá fácilmente al pecho gracias a la gran cantidad de L-triptófano de la leche materna (aminoácido precursor del sueño y del que ya hablamos en el anterior módulo). Evidentemente, esto es lo que se ha visto con los estudios realizados, pero luego estará la realidad de cada madre en su casa. Habrá madres capaces de conciliar el sueño incluso mientras el bebé está mamando de su pecho y, probablemente, las habrá también que les ocurra todo lo contrario.

En resumen, si sabemos que la lactancia materna es tan importante para la salud del bebé y estamos viendo que el colecho favorece la lactancia, deberíamos llegar a la conclusión de que las tomas nocturnas no son tan malas, quizás incluso al contrario, y que si el colecho facilita la lactancia, no debería verse como el enemigo.

Teniendo en cuenta que el colecho favorece la lactancia materna, se considera una práctica beneficiosa siempre y cuando se reúnan unos ciertos requisitos para un colecho seguro:

- No compartir cama con menores de tres meses ni con prematuros.
- Padres que consuman alcohol, drogas o fármacos sedantes.
- Situaciones de cansancio extremo.
- Colecho en colchones blandos.
- Nunca con otros niños o animales.
- Nunca en posición boca bajo.
- Nunca con padres obesos.
- No arropamos en exceso.
- Sin usar colchas o almohadas.

El principal riesgo de que el bebé duerma en una cama con papá y mamá no es que el adulto pueda aplastarlo, sino que el bebé se ahogue o quede encajado o atrapado entre el colchón y la pared o un mueble.

Aquí os he dejado una tabla con lo que para mí son los pros y los contras del colecho. Evidentemente, lo que para mí es un pro para ti puede ser un contra, pero quizás la tabla te ayude a decidir qué es mejor para vosotros.

Pros del colecho	Contras del colecho
Favorece la lactancia materna: más tomas, mayor producción.	Más despertares, aunque más cortos y sin llantos.
Prolongación de la lactancia materna.	No sirve para reducir despertares, sino para conciliarlos.
Disminución de los niveles de estrés en madres e hijos.	De forma natural, todos los bebés se van de la cama. Normalmente sobre los seis años.
Regulación de la temperatura en el bebé.	Te enterarás de todos sus microdespertares, aunque no te necesite.
Sincronización del sueño entre madre e hijo.	
La madre puede dormir mientras el bebé mama (depende del caso).	
Todos los bebés se van de la cama. No va a dormir contigo eternamente.	

Compartir el sueño con los bebés es natural y una forma sencilla de satisfacer las necesidades del bebé y de la madre; además, compartir cama es, ha sido y sigue siendo una práctica común en la historia de nuestra especie y, de hecho, en otros países es una práctica generalizada y casi no saben ni lo que es la muerte súbita, como, por ejemplo, Japón.

Y mi mejor consejo en esta etapa: póntelo fácil

Los primeros tres meses pueden ser todo un reto. Te animo a no añadirte más presión de la necesaria. Estos primeros tres meses son claves para conoceros, miraros, besaros, oleros y daros tiempo para adaptaros ambos a la nueva vida. Él tiene que adaptarse a la vida extrauterina y tu necesitarás tu tiempo para adaptarte a tu vida como madre o padre.

Leer está muy bien, pero recuerda que no hay nada más eficaz que el propio instinto de una madre y padre conectados a su bebé. Escucha y siente a tu bebé y confía en ti misma/o.

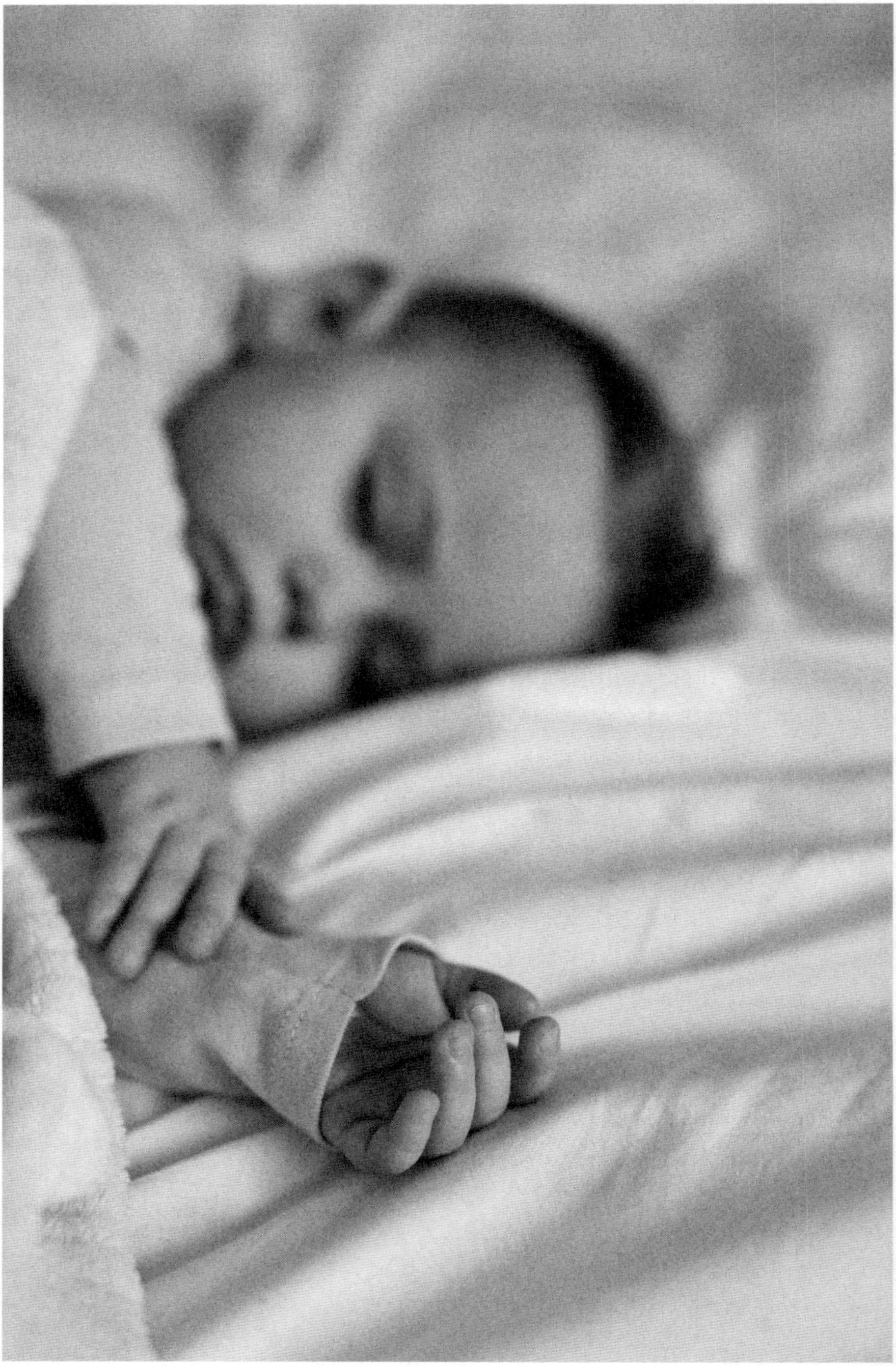

CUARTA PARTE

DE LOS 4 A LOS 8 MESES

Es posible que tu bebé ya tenga cuatro meses si estás aquí. Y es posible que ya hayas notado cambios importantes en su patrón de sueño en las últimas semanas. Un cambio que quizás te ha pillado por sorpresa... Tu bebé quizás ha empezado a dormir en un sueño más inquieto, más alterado, le está costando mucho más conciliar el sueño y lo peor: parece que han aumentado los despertares nocturnos.

Sí, sé que puede parecer extraño. El bebé crece, el bebé evoluciona y, en vez de ir a mejor, empeora... ¿Cómo es posible?

Entender esta etapa puede ayudarte a vivirla con menos impotencia y más naturalidad.

Es una etapa difícil, no te voy a engañar, pero comprender a tu bebé y su desarrollo, cómo siempre, es el primer paso.

Así que te cuento qué sucede de la manera más sencilla posible.

EL SUEÑO DEL BEBÉ EN ESTA ETAPA. ¿QUÉ ESPERAR?

Durante la etapa de los cuatro a los siete meses, aproximadamente, el bebé iniciará lo que yo llamo la etapa de construcción del sueño. Una etapa de múltiples cambios a nivel fisiológico del sueño que irán evolucionando durante los siguientes meses hasta que, alrededor de los seis o siete meses, fisiológicamente hablando, el sueño de este bebé ya se parezca mucho al sueño del adulto.

Los patrones de sueño cambiarán por completo y para siempre, y será la etapa de mayores cambios en el desarrollo fisiológico del sueño de toda nuestra vida. Por lo tanto, será una etapa crucial y muy importante.

A partir de este momento nuestro bebé empezará a integrar nuevas fases del sueño y, poco a poco, pasará de tener un sueño bifásico (con dos fases en cada ciclo de sueño) a tener un sueño polifásico (cinco fases del sueño en cada ciclo de sueño).

Muchas de estas nuevas fases del sueño serán complicadas de controlar para nuestro bebé, ya que serán fases nuevas, fases muy superficiales y fases en las que jamás ha dormido y jamás ha experimentado.

Además, a partir de los cinco meses, aproximadamente, este bebé empezará a conciliar el sueño en fases del sueño muy superficiales, algo que no ocurría antes, y, por lo tanto, le será muy difícil permanecer dormido si se produce algún cambio mientras duerme en esta fase (como pasar de un lugar con ruido a uno sin ruidos, o pasar de conciliar el sueño en los brazos a la cuna).

Debéis comprender que todos, tanto adultos como niños, lo único que necesitamos para permanecer dormidos es que el entorno, la manera y el sitio en el que hemos conciliado el sueño se mantengan intactos el resto de la noche o el resto de la siestas. Si algo en nuestro entorno o en nuestra manera de estar dormidos cambia durante el sueño, nuestro sistema nervioso se pondrá en alerta y nos despertaremos. Esto, a partir de los cuatro meses, se hace aún más evidente ya que el bebé empieza a conciliar el sueño en fases más superficiales.

Evidentemente, cuantas más fases del sueño tenemos, más microdespertares experimentamos, y cuantos más más microdespertares, más probabilidades habrá de que alguno de ellos se convierta en un despertar completo. Digamos que al bebé se le complica el asunto. Si ya le costaba controlar dos fases de sueño con sus correspondientes microdespertares, imaginaos ahora que no tiene dos fases del sueño, tiene cinco fases…

A partir de los cuatro meses, nuestro bebé ya no se despertará solo por hambre. Ahora puede empezar a despertarse simplemente porque está atravesando un microdespertar que no sabe gestionar y necesita tu ayuda para volver a redormirse.

Para nuestro bebé será todo un reto y un gran proceso de aprendizaje y dificultad.

A todo esto debemos añadir el hecho de que, a partir de estas edades, se produce un gran desarrollo cognitivo que hace que nuestros peques estén mucho más alerta y mucho más distraídos con el mundo que los rodea. Algo que se traduce en bebés a los que les cuesta desconectar del mundo y dejarse llevar por el sueño. Por lo tanto, serán bebes a los que les costará un poco más conciliar el sueño y permanecer dormidos, sobre todo si el ambiente en el que pretendemos que duerma no favorece esa desconexión.

A esta etapa la llaman la crisis o «regresión» de los cuatro meses. De regresión no tiene nada, pero es cierto que, como padres, lo viviremos como si así fuera.

Sé que puede parecer descorazonador pensar en todo esto, pero libérate de la pesada losa de la culpa si pensabas que el problema era tuyo por no enseñarle a dormir. Libértate de la pesada losa de la frustración si pensabas que le pasaba algo a tu bebé y empieza a disfrutar de esta etapa con todo lo que sabes sin presiones de más.

Lo que podéis esperar en esta etapa:

- Evitar el sobrecansancio y promover un descanso saludable.
- Crear una buena relación con el sueño.
- Entender las necesidades fisiológicas del sueño y saber interpretar a tu bebé observándole y dedicando tiempo a conoceros.
- Empezar a establecer siestas regulares y eficaces.

Lo que no podemos esperar:

- No podemos esperar que duerman muchas horas del tirón.
- Que se adapte a nuestros horarios y nuestro ritmo.
- Que se duerma totalmente solo o sola.

PILARES FUNDAMENTALES DEL SUEÑO

OBSERVACIÓN

Sabemos que un bebé descansado será un bebé feliz, será un bebé al que le costará menos conciliar el sueño, será un bebé que tendrá una buena relación con el sueño a corto y a largo plazo y será un bebé que se alimentará mejor. Todo forma parte de un círculo vicioso que es importante cuidar como si fuera un tesoro completamente frágil.

Con estas edades cuidar de su descanso diurno se puede volver un gran reto ya que suele aparecer la resistencia a la conciliación del sueño. Una resistencia muy normal en esta etapa de grandes cambios tanto a nivel fisiológico del sueño como a nivel físico y cognitivo. El bebé empieza a ser más consciente de su entorno y ha desarrollado nuevas habilidades físicas que lo mantienen activo y estimulado. Le costará mucho desconectar de todo ello si no se lo ponemos lo más fácil posible.

Para ayudar a tu bebé a descansar durante el día será necesario identificar los ritmos naturales del bebé para poder acostarlo en el momento oportuno.

Aquí es cuando tendremos que observar las señales de cansancio de las que hablábamos en el capítulo anterior. Si te retrasas en acostarlo será más difícil que se duerma.

Y otra buena opción es hacer un registro de sueño durante al menos cinco días anotando el día a día de tu bebé: horas a las que se durmió, cómo se durmió (si le costó mucho o no) y, sobre todo, cuándo detectaste las señales de cansancio. Hacer este ejercicio puede ayudarte a detectar el ritmo natural de vigilia y sueño que tu bebé en concreto necesita, y entonces poder adelantarte a sus necesidades de descanso.

Una tabla de registro de sueño podría ser algo así:

Hora Actividad	Día 1 Ejemplo	Día 2	Día 3	Día 4	Día 5
08.00 h	*Despierta* *Contento*				
10.00 h	*Señales cansancio*				
10.30 h	*Lo pongo a dormir*				
11.00 h	*Se duerme llorando. Ha tardado 15 min*				
11.30 h	*Despierta llorando y no se vuelve a dormir*				

Recuerda que la mejor manera de saber si un bebé está durmiendo lo que necesita o no será observándolo a él o a ella. Las tablas estadísticas están muy bien si entendemos que son exactamente eso: estadísticas. Luego es necesario valorar cada caso de manera individual y hacernos preguntas para saber si está durmiendo realmente menos de lo que le corresponde o no.

- ¿Está irritable durante el día?
- ¿Le cuesta conciliar el sueño?
- ¿Hace siestas cortas siempre aunque esté en brazos?
- ¿Está sospechosamente sobrexcitado?
- ¿En total duerme menos de lo que le corresponde estadísticamente hablando?

Si la mayoría de las respuestas a estas preguntas son un sí es porque, muy probablemente, el bebé está durmiendo menos de lo que necesita y, por lo tanto, será necesario trabajar en ello antes de nada.

RUTINAS

A partir de los cuatro o cinco meses ya podremos empezar a establecer siestas más regulares y predecibles.

El bebé ya tiene un ritmo circadiano establecido y, por lo tanto, es capaz de diferenciar la noche del día de tal manera que dormirá más horas durante la noche (que no del tirón) y menos horas durante el día.

Para ser capaces de adelantarnos a las necesidades de descanso del bebé y poder ofrecerle las condiciones necesarias en el momento oportuno, solo tendremos que tener en cuenta las estadísticas a la misma vez que el registro de sueño individual que hemos hecho a nuestro bebé. Y con base en toda esa información, crear una rutina acorde a lo que hemos observado.

Aquí te dejo una tabla estadística de las horas que puede dormir tu bebé durante el día. Recuerda, son datos orientativos.

Edad	Número de siestas	Duración de la siesta	Total sueño diurno
4-6 meses	4-3 siestas	Mínimo 45 min y máximo 3 h	4-5 h
6-9 meses	3-2 siestas	Mínimo 45 min y máximo 2 h	3-4 h

Ventanas de sueño:

Recuerda que las ventanas de sueño son las horas que un bebé puede permanecer despierto según su edad entre una siesta y la otra sin llegar a sobreagotarse.

Estos datos pueden ayudaros a organizar el día a día de tu bebé evitando el sobrecansancio.

Deberemos tomar en consideración que las ventanas de sueño suelen ir aumentando a medida que va pasando el día.

Edad	Mínimo	Máximo
3-6 meses	1 h	2 h
6-9 meses	2 h	3 h

Transición siestas:

Teniendo en cuenta la tabla anterior, podéis ver como hay etapas en las que el bebé va eliminando siestas. Evidentemente, a medida que un bebé crece, empieza a necesitar dormir cada vez menos durante el día ya que, poco a poco, van siendo más capaces de permanecer despiertos más horas seguidas. El problema de esto es que, cuando empiezas a adaptarte a un ritmo concreto de tu bebé, quizás al poco tiempo el bebé cambia y tenéis que adaptaros a un nuevo ritmo distinto. Y la realidad es que, durante los primeros meses de vida, los cambios son muy rápidos y es verdad que, a veces, cuesta adaptarse a esa velocidad. Es normal que sientas que nunca le acabas de pillar el punto a tu bebé, pero te aseguro que poco a poco esta sensación desaparecerá cuando los cambios empiecen a ser más lentos a partir de los nueve meses más o menos.

Las transiciones de siestas serán etapas normalmente caóticas. Con sensación de desajuste.

Saber que estás en medio de una transición te ayudará a sobrellevarla mejor.

Las señales que nos indicarán que el bebé está en medio de una transición serán:

- Se resiste a conciliar el sueño en alguna o todas las siestas.
- Empiezan a ser cortas a pesar de que las hacía bien.
- Se encuentran dentro del margen de edad en la que suelen dejar la siesta.
- Empieza a afectar a la hora de acostarse o incluso a la noche.
- Empieza a madrugar (se despierta antes de las 6.00 horas).

Aquí tendremos que volver a hacer otro ejercicio de observación importante y dejarnos guiar mucho por los registros que hemos visto durante los cinco días de apuntes. Observamos todas estas señales durante mínimo una semana.

La primera transición se producirá entre los cuatro y los seis meses, donde pasarán de hacer cuatro siestas (aprox.) a hacer tres siestas de manera más regular. Esta para mi gusto es la transición más natural y fácil de gestionar, así que tranquilos, pero atentos a lo que vais observando en vuestro peque. Y recordad que las siestas no tenéis que eliminarlas, solo acompañamos su proceso.

Hora de acostarse:

No hay una hora exacta y perfecta para acostar a los bebés. Pero de manera orientativa os he querido dejar una tabla más abajo.

Como siempre, habrá que valorar cada caso de manera individual y tomar en consideración lo que hemos observado en el registro de sueño.

Los bebés menores de tres meses, al no tener un ritmo circadiano establecido, pueden acostarse más tarde ya que duermen menos horas en total de sueño nocturno. De hecho, hay muchos bebés menores de tres meses que funcionan muy bien acostándose a las 22.00 horas. A partir de los tres o cuatro meses, el bebé ya empieza a desarrollar su ritmo circadiano gracias a que empieza a producir su propia melatonina. Y, además, a partir de los cinco o seis meses, las horas totales de sueño nocturno aumentan, y es necesario entonces para el bebé acostarse pronto, ya que, por naturaleza, tienen tendencia a despertar pronto por la mañana.

Si es un bebé de seis meses que se despierta a las 7.00 de la mañana y que sabemos que necesita dormir por la noche unas once horas, necesitará acostarse como máximo a las 20.00 horas para que le dé tiempo a dormir las horas que le corresponden por edad. Si a este bebé lo acostamos a las 22.00 horas se seguirá despertando a las 7.00 horas (ya que acostarlo más tarde no hará que se despierte más tarde), pero habiendo dormido muchas menos horas de las que le corresponden. No importa la hora a la que acostemos a los niños, si es madrugador lo seguirá siendo por muy tarde que lo queramos acostar. De hecho, probablemente el bebé llegará a la noche exhausto, con lo que ello comporta: le costará mucho conciliar el sueño y mantenerlo.

Además, es importante escuchar el cuerpo y el ritmo natural del bebé. Ellos tienen un tipo de cronotipo que viene implícito en su naturaleza y que tiene mucho que ver con la edad en la que se encuentra. Ellos suelen tener un cronotipo llamado alondra, es decir, tienen tendencia a despertar pronto y necesitar acostarse pronto. El cuerpo de un bebé suele empezar a segregar melatonina entre las 19.00 horas y las 21.00 horas de la noche, por lo tanto, acostarlos en esa franja horaria supone aprovechar esos momentos en los que el cuerpo está más propenso al descanso, con lo que se facilita el inicio del sueño.

Pero recuerda que si tu bebé se acuesta un poco más tarde de lo que aquí comento y es capaz de dormir igualmente las horas nocturnas que le corresponden, no hay nada malo en ello.

No es necesario ser estrictos en cuanto a las horas que os propongo yo aquí ni mucho menos, de hecho, muy al contrario, pero me parece importante que como padres conozcamos las bondades de acostar a un bebé pronto, sobre todo cuando el bebé tiene una clara tendencia al cronotipo alondra (levantarse pronto).

Edad	Hora de dormir
1-3 meses	Entre las 21.00 y las 23.00 h
3-5 meses	Entre las 21.00 y las 22.00 h
A partir de los 6 meses y hasta los 6 años	Entre las 19.00 y las 21.00 h

Una vez tenemos todos los datos y hemos observado a nuestro bebé, podremos establecer un ritmo de alimentación y sueño predecible y acorde a las necesidades de nuestro bebé.

Os animo a empezar pactando una hora regular de despertar por la mañana.

Recordad que nuestro reloj biológico tiene memoria; si siempre dormimos en las mismas franjas horarias, llegará un momento en que siempre estaremos predispuestos al sueño en esa misma franja horaria, y eso favorecerá la conciliación y el mantenimiento del sueño.

Alargar siestas cortas:

A partir de los cuatro o cinco meses, será importante intentar que nuestro bebé haga siestas eficaces que lo ayuden a dormir lo que necesita. Ojo, no queremos obligarle a dormir si no quiere. Pero sí queremos ayudarle a redormirse si eso es lo que en realidad necesita.

Lo primero sobre las siestas cortas es observar por qué están siendo cortas. Quizás son cortas pero ya son suficientes para él o ella en concreto, y en ese caso no tenemos por qué hacer nada. Pero si observamos a un bebé que duerme menos de lo que le corresponde y se despierta siempre de sus siestas irritable y de mal humor, probablemente, sea porque necesitaba dormir más.

Posibles motivos de las siestas cortas:

- Algunas necesidades físicas no están cubiertas: hambre, sed, incomodidad, frío, calor, malestar.
- Cansancio excesivo: se ha pasado su ventana al sueño. Este es uno de los principales motivos por los cuales un bebé puede estar haciendo siestas cortas y el primero que deberemos descartar.
- Demasiado descansado: quizás nos hemos adelantado demasiado a su ventana. Lo contrario también puede ocurrir, ojo.
- Demasiados estímulos e incapaz de desconectar: muchas veces queremos que nuestros peques sean capaces de dormir en cualquier sitio y en cualquier situación porque, de hecho, eso es lo que nos suelen vender, que los bebés se tienen que acostumbrar al ruido, a las luces, a dormir en

el cochecito, en la cuna, en el coche…, hasta en una silla en el restaurante. Algunos bebés de temperamento muy fácil (y no todos) quizás serán capaces de ello, pero la gran mayoría no, y no es porque lo tengas tú mal acostumbrado.

- No sabe redormirse: evidentemente, si se ha dormido con ayuda, no podemos esperar que permanezca dormido sin ayuda. Por lo tanto, empezaremos alargando la siesta asumiendo que, para que ocurra, será necesario que la familia dedique tiempo a mantener dormido al bebé sin tomar en cuenta el cómo.
- Se despierta al dejarlo en la cuna: si dejamos a un bebé en su cuna cuando ya se ha dormido en brazos, corremos el riesgo de que, al dejarlo en la cuna, el bebé se despierte. Evidentemente, dependerá de la sensibilidad de cada bebé, pero es muy común encontrarnos con frases como «mi bebé se despierta nada más dejarlo en la cuna, mi cuna tiene pinchos». ¿Por qué ocurre? Son varias las razones por las que esto ocurre:

La primera tiene que ver con su sistema vestibular y su sistema propioceptivo. El sistema vestibular le dice al cerebro del bebé cuál es la posición en la que se encuentra, y el sistema propioceptivo le avisa al cuerpo del bebé sobre los cambios que se producen a su alrededor para mantenerlo en alerta ante cualquier peligro. Si el bebé siente que su posición ha cambiado o que ha habido cambios a su alrededor, su cuerpo se pondrá en alerta y se despertará. El sistema vestibular se encuentra en el oído, el cual se estimula con movimientos lineales, como puede ser el balanceo, si estos movimientos son rítmicos serán calmantes e inhibirán el sistema reticular activador ascendente. Es por ello por lo que los bebés concilian el sueño fácilmente siendo mecidos. De hecho, hay estudios que han comprobado que dormimos mejor y en un sueño más profundo cuando dormimos con movimiento de balanceo. El problema es que si ese movimiento se para, nuestro sistema nervioso lo detecta y se produce el despertar.

Pensad que todos, tanto adultos como niños, lo único que necesitamos para permanecer dormidos es que el sitio, la manera y el lugar en el que hemos conciliado el sueño permanezcan intactos durante toda la noche o toda la siesta. A la que algo varía a nuestro alrededor, nuestro sistema nervioso se pone en alerta y, probablemente, nos despertamos.

Solución:

- Llegar a tiempo a su ventana al sueño, ni antes ni después. Sí, lo sé, no es fácil.
- Crear un buen ambiente de sueño y oscurecer la habitación para evitar estímulos. Si hay demasiados ruidos, podemos amortiguarlos con ruido orgánico.
- Elaborar un ritual previo al sueño que ayude al bebé a hacer una transición al sueño relajada, agradable y, sobre todo, previsible. Del ritual previo al sueño también hablaremos en el siguiente módulo.
- Como aún no sabe conciliar el sueño de forma autónoma, necesitará de ayuda para redormirse si se microdespierta, por lo tanto, le indicaremos a la familia que será necesario estar cerca del bebé antes de que tenga su microdespertar para ayudarle así a no despertar por completo.
- Si, finalmente, se despierta, vuelve a redormirlo con toda la ayuda que sea necesaria con tal de que no despierte de nuevo: brazos, pecho, mochila… Prioriza que duerma, no el cómo.
- Intentar dormirlo en el sitio donde vaya a permanecer dormido el resto de la siesta para que no haya cambios de posición que puedan favorecer su despertar. Si se ha dormido en el cochecito, por ejemplo, déjalo ahí toda la siesta.

RITUALES

Recuerda que el ritual es otra de las partes fundamentales para cuidar del descanso de tu bebé. Un ritual nos ayudará a hacer una transición gradual de la vigilia al sueño y nos ayudará a relajar al peque antes de ir a dormir, ya sea la siesta o la noche.

Puedes entender los beneficios del ritual previo al sueño en la página 59.

Escoge una serie de actividades y repítelas cada día exactamente en el mismo orden, mismo sitio y de la misma manera.

Crearás un ritual sencillito para las siestas y otro ritual más elaborado para la noche.

Aquí os especifico ideas de rituales y todas sus fases claves para que entiendas la idea general. Pero el ritual te lo puedes inventar. Lo importante del ritual será la repetición.

Actividad que anuncie el inicio del ritual

Podemos anunciar que se acerca la hora de ir a dormir con una actividad concreta para que el bebé lo relacione:

- Usando frases claves:
    - Cariño, te veo cansado/a, es hora de dormir.
    - Necesitas descansar, nos vamos a la cama.

Preparar bebé y entorno del sueño

- Preparar la habitación: bajar persianas, encender una luz cálida en la habitación (amarilla o naranja), apagar las luces principales, poner un poco de ruido rosa de ambiente. El ruido orgánico es todo aquel sonido que simula los que podía escuchar el bebé cuando estaba en el útero. Les hace recordar el tiempo en el útero, lo cual le ayudará a relajarse y ayuda a amortiguar los posibles ruidos del exterior. Puede ser muy útil cuando se trata de siestas en un ambiente ruidoso.

- Preparar al bebé: cambiar el pañal al bebé y ponerle ropa cómoda es imprescindible. Aquí os recomiendo empezar a usar los pijamas-manta, evitando colchas, mantas o sábanas. La gran mayoría de los bebés no se sienten cómodos cuando los tapamos.

Actividades antes del sueño

- Darle un amuleto u objeto de apego: Puede ser una muselina (pequeña) o un doudou. Se lo daremos durante el inicio del ritual para que lo vaya relacionando con el sueño. Los bebés tienen tendencia a tocar algo con las manos para poder relajarse. Una vez dormido retíralo.
- Sacarle una carcajada: ¡Reír es salud! No tengáis miedo a hacer reír a un bebé antes de acostarlo. Al contrario, puede ayudar al bebé a segregar endorfinas que le ayudarán a sentirse bien e incluso a dormir. ¿Quizás unas pedorretas en la barriga? Siempre con una voz cálida que invite a la serenidad, pero felices y contentos. Ir a dormir tiene que ser una maravilla para todos.
- Ofrecer una toma: Podemos ofrecerle una última toma antes de acostarlo. Esta última toma se la podemos dar con algo de luz, sentadas y aprovechando para interactuar con él/ella. Le podemos hacer unas caricias con el doudou en la frente y mejillas a la vez que hace su toma.
- Balancearlo en brazos un ratito: Con un bebé tan pequeño la mejor manera de acercarlo al sueño es mediante el contacto directo con mamá o papá y mediante el movimiento rítmico. Podemos mecerlo, susurrarle, contenerlo en brazos…

Cerrando ritual antes de dormir

- Cantando una canción: Cantaremos una canción, para que el bebé sepa que ese es el cierre del ritual y que es momento de dormir.

- Última despedida: Nos despedimos de una última cosa que tengamos en la habitación.
- Una oración o un poema: Hay familias que prefieren hacer una oración o recitar un poema con el peque en bracitos.
- Frase de cierre: También podemos hacer un cierre del ritual diciéndole todas las noches una frase en concreto antes de apagar la luz:
- «Buenas noches, mi amor, que duermas bien». «Ahora descansa, mi vida, nos vemos luego».

Y el último cierre más importante: Apagar la luz principal y quedarnos en oscuridad si se trata de la noche.

ASOCIACIONES

Recordad que una asociación del sueño es todo aquello que un bebé necesita para conciliar el sueño y que, por lo tanto, necesitará para permanecer dormido.

Si tu bebé se duerme de una determinada manera, lo más habitual es que vuelva a necesitar de ese mismo soporte cada vez que tenga un microdespertar en medio de la noche o en medio de la siesta.

Por lo tanto, mientras tu bebé necesite de tu soporte físico activo para conciliar el sueño, seguirá necesitando ese mismo soporte por las noches y los despertares no se acabarán de reducir.

Puedes leer más sobre las asociaciones del sueño y lo que suponen en la página 60. Es importante que leas esa parte antes de seguir leyendo.

Es cierto que aún es muy bebé y es pronto para pedir que se duerma sin soporte físico. Pero sí podemos empezar a poner algunos pequeños límites a nuestro bebé siempre desde el contacto y la presencia absoluta y constante. Las recomendaciones del capítulo para bebés recién nacidos también pueden darte ideas adicionales, así que te invito a que pases por allí también si no lo has hecho.

Recuerda lo más importante: antes de empezar a trabajar las asociaciones del sueño, será necesario que tengas controlados los demás pilares fundamentales. Te lo recordaré en cada uno de los capítulos de este libro porque es imprescindible si queremos tener resultados duraderos.

Usar asociaciones del sueño sostenibles

En esta etapa quizás no puedes evitar que tu bebé se duerma sin soporte físico. Pero sí puedes intentar evitar al máximo posible todas aquellas asociaciones que, a largo plazo, serán difíciles de sostener por su gran carga física para ti como mamá o papá.

Por ejemplo:

Dormir al bebé saltando en la pelota de pilates: probablemente, es una opción eficaz para dormir al bebé recién nacido rápidamente, pero, pregúntate, a largo plazo, a medida que pasen los meses, ¿será sostenible para mí? Si tu respuesta es no, procura evitar repetir esta actividad. Úsala en momentos puntuales o momentos críticos si os sirven de ayuda, pero, en la medida de lo posible, evita repetirlo para que no se convierta en algo indispensable para que tu bebé se duerma.

Quizás una asociación al sueño más sostenible sea dormir al bebé en la cama tumbados con él en el pecho, por ejemplo.

U otra asociación sostenible sea dormirle en el cochecito con movimiento.

O en brazos, pero sentados en una butaca, sin paseos y movimientos agotadores para todos.

No hay asociaciones buenas o malas. Solo tienes que encontrar tu manera.

Tu bebé necesita tu contención, tu cariño, tu presencia, tu contacto, tu voz, tu cercanía, tu amor para poder dormir. No necesita nada más que eso.

Así que piensa en una asociación que te puedas permitir a largo plazo y repítela con seguridad.

Usar diferentes asociaciones del sueño

Ve alternando diferentes formas de dormir a tu bebé para evitar que, a largo plazo, os quedéis anclados en una sola manera de dormirlo o que acabe recayendo en una sola persona el trabajo de dormirlo.

Tu bebé tendrá diferentes herramientas para consolarse y relajarse, y os aseguraréis de que al menos seáis dos personas capaces de dormirlo.

El día de mañana será mucho más fácil eliminar asociaciones del sueño si es capaz de dormir de varias maneras diferentes.

Puedes dormirlo a veces en brazos, otras veces al pecho, otras en el portabebé... Así será un bebé con más facilidad para adaptarse y sin una asociación claramente arraigada que luego cueste demasiado eliminar.

Somnoliento, pero despierto

De este recurso habréis oído hablar, seguramente.

Puede funcionar bastante bien con bebés hasta los siete u ocho meses. A partir de estas edades suele ser más complicado.

La idea consiste en dejar a tu bebé en su cuna cuando está somnoliento, pero aún despierto.

Antes de probar con esta estrategia, te diría que primero hayas pasado por las anteriores. Si tu bebé es de los que se duerme en brazos, saltando en una pelota de pilates, por ejemplo, no pretendas dejarlo en la cuna somnoliento de un día para otro. Primero pasa a dormirle de otras maneras o primero cambia esa asociación por otra menos desgastante. Pretender hacerlo todo de golpe es demasiado ambicioso y poco realista con un bebé de estas edades.

Pero si todo lo demás ya lo tienes, adelante, prueba con esta herramienta.

Imaginaros una tabla del 1 al 10. En el 1 el bebé está completamente despierto, y en el 10 el bebé está completamente dormido. Dejaremos a nuestro bebé en su cuna poco a poco soltando primero el culete, luego los pies y luego la cabeza cuando tengamos a nuestro bebe en el punto 8 (somnoliento, pero despierto). Y nunca retiramos el contacto inmediatamente. Dejamos las manos posadas en su pecho haciendo un poco de presión suave.

Si al soltarlo se enfada, intentarás consolarlo desde allí, pero, si no es posible, puedes cogerlo de nuevo y volver a intentarlo. La clave está en la repetición, como siempre.

Lo probaremos solo una vez al día: en la siesta de la mañana o a la hora de acostarlo.

Cuando hayas conseguido la primera siesta, entonces inténtalo para acostarlo por la noche y luego para los despertares nocturnos.

Un apunte importante: los bebés hacen muchos ruidos y muchos movimientos extraños y protestas intermitentes mientras concilian el sueño. Si está en la cuna moviéndose, haciendo ruidos, etc., no intervengas. Déjale experimentar con sus propias habilidades. Si acaba llorando (que lo hará), entonces sí hay que intervenir.

Evitar relación succión-sueño:

Que un bebé se duerma succionando (ya sea del biberón, del pecho o del chupete) es mucho más normal de lo que nos han hecho creer.

La succión tiene un efecto calmante muy potente para el bebé.

Además, si se trata del pecho, debemos tener en cuenta que la leche materna contiene aminoácidos que ayudan al bebé a relajarse y a dormir. Por lo tanto, el bebé, en realidad, está programado biológicamente para dormirse al pecho de su madre.

El problema es que, a veces, puede ser cansado para mamá, lo entiendo. Pero piénsalo bien: ¿es realmente cansado para ti o solo dudas de lo que haces por los comentarios que hayas podido recibir?

Consejos para evitar la relación succión-sueño:

- Aliméntalo mucho durante el día. No dejes que esté más de tres horas sin comer. Debes mandarle la señal al bebé de que el día es para alimentarse para que, poco a poco, pueda ir cogiendo ese ritmo y no el contrario.
- Aliméntalo después de cada siesta en vez de antes de cada siesta. Recuerda el ritmo de alimentación-vigilia-sueño del que hablamos en la . Recién levantado estará en estado de alerta tranquila, momento perfecto para engancharse al pecho con fuerza sin riesgo de que se quede dormido fácilmente y, por lo tanto, aseguraremos una toma nutricional más efectiva.
- Cuando se despierte en mitad de la noche espera un poco antes de ofrecer el pecho y observa si realmente está despierto/a o no.
- Si está realmente despierto, ofrece su toma. Intenta que haga una toma efectiva. Y, cuando veas que se está durmiendo, retira suavemente el pecho o el biberón de la boca y le sujetas suavemente la barbilla. La intención es conseguir que el último paso al sueño lo haga sin el pecho (o bibi) en la boca. Inténtalo varias veces. Si ves que no lo consigues, déjalo y prueba en el siguiente despertar. La idea es ir insistiendo todos los días.

  Importante también: si tu bebé toma biberón, procura asegurarte de sacar sus gases antes de acostarlo. Si lo ves inquieto, simplemente sostenlo incorporado en brazos un ratito hasta que suelte el gas y luego lo acuestas.

  Por norma general, los bebés amamantados no suelen necesitar estar incorporados después de sus tomas para expulsar los gases.
- La pausa:

Y la más importante para mi gusto.

Los bebés duermen en un estado de sueño activo gran parte de su sueño (sueño REM). Es por ello por lo que los bebés suelen dormir en un estado de sueño inquieto con movimientos, quejidos, pequeños soniditos extraños… A medida que crecen estos movimientos son cada vez más evidentes, pero no siempre significa que estén despiertos o vayan a despertarse.

Antes de intervenir practica la PAUSA. Para, observa, escucha a tu bebé. Si solo hace ruiditos, pequeños quejidos y se mueve de manera insistente, pero no llora ni la protesta sube de tono, no hagas nada. Dale su tiempo. Quizás está en medio de un microdespertar intentando redormirse de nuevo. Ellos nacen con toda la intención de aprender a gestionar sus propios microdespertares. Evidentemente, para aprender necesitan tiempo material para practicar. Si intervienes de manera inmediata, no tendrá tiempo de practicar y recuerda que quien no practica no aprende.

Como veis, hay opciones. Ninguna milagrosa, eso sí.

Pero recordad: es vuestro bebé, es vuestro descanso y es vuestra ma/paternidad, no dejéis que nada ni nadie os diga lo que tenéis que hacer. Escuchad a vuestro instinto y tomad decisiones conscientes y realistas sobre cómo vais a afrontar el descanso de vuestro bebé ahora y en el futuro.

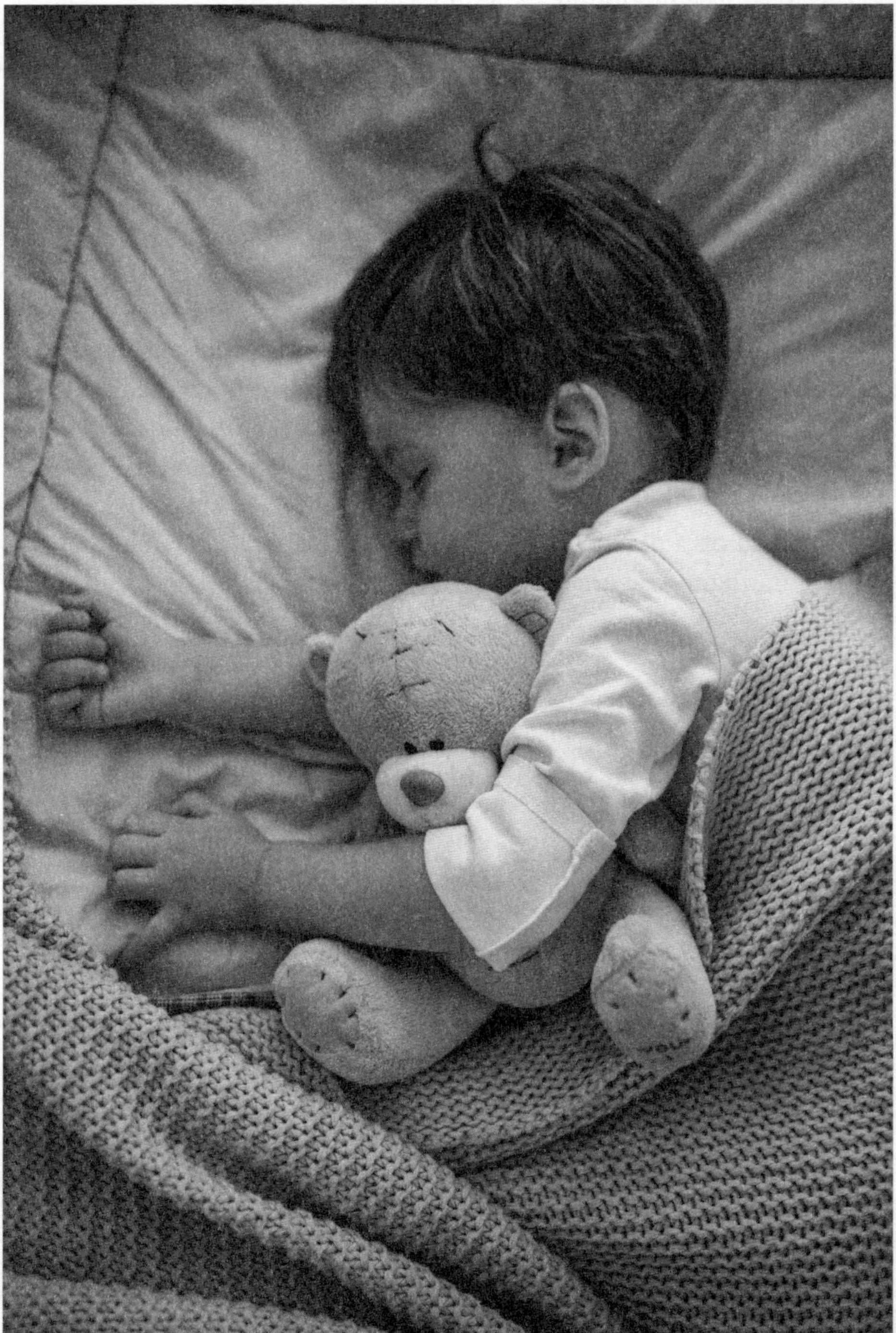

QUINTA PARTE

DE LOS 8 A LOS 36 MESES

Desde los cero hasta los siete meses se ha producido una etapa de cambios a nivel fisiológico, una etapa de construcción del sueño, tal y como explicaba en el capítulo anterior. Podemos decir que, fisiológicamente hablando, el sueño del bebé ya se parece mucho al de un adulto.

Pero, a partir de los ocho meses, entraremos en una etapa a la que yo llamo la etapa de maduración del sueño: nuestro bebé ya ha adquirido las nuevas fases del sueño, pero ahora toca aprender a gestionarlas, algo que a cada niño le llevará su tiempo.

Nuestro bebé ha vivido, en muy poco tiempo, cambios muy importantes en el desarrollo fisiológico del sueño, y ahora va a necesitar tiempo para adaptarse a ello.

Pero, además, a todo esto se le sumarán muchos cambios que el bebé vivirá a todos los niveles: emocional, cognitivo, físico... Y, evidentemente, todos estos cambios tendrán una repercusión directa en este proceso de maduración del sueño. Sí, se podrían considerar como las famosas regresiones del sueño de las que todo el mundo habla en las redes sociales, pero, de verdad, tu bebé tan solo está creciendo, está evolucionando y lo está haciendo tal y como le toca.

Es una etapa de muchos cambios, y lo difícil para nosotros como padres será tener que ir adaptándonos a cada una de esas etapas continuamente.

Así que vamos a hablar un poquito más sobre esta etapa y todos los cambios que vamos a encontrarnos. Como siempre, lo más importante antes de buscar soluciones será saber qué esperar, ¿verdad?

EL SUEÑO DEL BEBÉ EN ESTA ETAPA. ¿QUÉ ESPERAR?

Es posible que aún estemos arrastrando parte de la «regresión» de los cuatro meses.

La «regresión» de los cuatro meses es compleja y, a veces, se acaba convirtiendo en un patrón que el bebé adquiere para los siguientes meses (o, incluso, años).

Han sido cambios muy importantes en su desarrollo fisiológico del sueño que te animo a comprender antes de seguir con este capítulo. Para ello ve a la página 67.

Ahora tocará lidiar, además, con todos los hitos del desarrollo que se producirán en los próximos meses, que harán de esta etapa una etapa intensa.

Nuestro bebé crece, aprende nuevas habilidades y evoluciona a nivel emocional, y todo ello le afectará al sueño inevitablemente de tal manera que, probablemente, viviremos lo que comúnmente llaman «regresiones del sueño» (que recordad: tan solo son procesos evolutivos esperables para su edad).

La salida de los dientes

A partir de los cinco o seis meses (quizás antes o después) aparecen los primeros dientes. No sabemos si duele o no duele porque nadie se acaba de poner de acuerdo con eso, pero lo que sí sabemos es que los bebés suelen estar más inquietos durante la salida de un diente y, evidentemente, tendrá una repercusión en la noche por el malestar que le pueda ocasionar hasta que el diente rompa la encía.

El inicio del gateo o caminar

¿Influye el gateo en el sueño del bebé?

Por supuesto que sí.

Como casi cualquier hito evolutivo que nuestro bebé desarrolle por primera vez, tendrá un impacto en su descanso.

Se sabe que, cuando el bebé empieza a caminar, los padres suelen notar un notorio aumento de los despertares nocturnos, además de más inquietud durante la noche.

Cuando el bebé aprende una nueva habilidad, tendrá una necesidad imperiosa por practicarla y practicarla continuamente. De tal manera que incluso nos encontremos a un bebé gateando en medio de la noche.

Aquí es cuando suelen aparecer los primeros desvelos nocturnos con un bebé que, animado por su necesidad de practicar, se acaba despertando por completo y le cuesta más de una hora volver a conciliar el sueño.

También nos encontraremos con un bebé que tarda más en relajarse y dormirse pasando por un periodo de relajación previo que no nos parecerá para nada relajante. El bebé necesitará moverse insistentemente, hacer sonidos, dar pequeños golpes hasta que, finalmente, se duerma. Con el aumento de su movilidad, su manera de conciliar el sueño cambiará.

¿Qué podemos hacer en esta etapa?

Practicar mucho durante el día: Procurar pasar tiempo en el suelo para que el bebé pueda practicar su nueva habilidad y no tenga tanta necesidad de practicarla durante la noche. Cuanto antes la aprenda y la perfeccione, antes pasará la pequeña «regresión nocturna».

Si se despierta, gatea, se sienta, pero no llora, no intervengas. Espera pacientemente a ver qué hace. No quieras dormirle a toda costa, solo conseguirás desgastarte y frustrarte. Simplemente dale espacio y tiempo e intenta dormitar a su lado como buenamente puedas. Cuando quiera volver a dormir te lo hará saber en forma de llanto y ahí sí será el momento de ayudarle a volver a dormirse como te sea más efectivo.

Intentar que no se sobreagote: Este será un reto ya que tendrás a un bebé mucho más interesado en jugar, experimentar y ver el mundo que en dormir, pero te animo a seguir cuidando de su descanso diurno, aunque cueste un poquito más que acepte dormir. Un buen *tip* aquí es oscurecer la habitación al máximo posible. A partir de estas edades, cualquier estimulo visual o sonoro podrá alimentar las ganas de explorar del bebé, por lo tanto, un ambiente apropiado será la clave para que siga descansando lo que necesita.

La etapa de la angustia por separación

Este será otro de los retos a los que nos enfrentaremos los papás.

Es posible que ya hayas oído hablar de esta etapa o quizás incluso ya la has o la estás viviendo.

El bebé empieza a rechazar a cualquier persona que no sea su principal figura de apego (generalmente, la madre). Empieza a llorar más que nunca cuando no la tiene a la vista y se angustia de una manera intensa cuando mamá simplemente se aleja.

¿Os suena?

A esta etapa se la llama la etapa de la angustia por separación.

El bebé ha aprendido que es un ser independiente de mamá y que, por lo tanto, pueden separarse. Además, ha desarrollado también lo que se llama el sentido de permanencia.

Según la teoría de Piaget, el bebé ahora entiende que solo existen las personas y los objetos que puede ver en ese momento. Es decir, que si no te ve, para él significa que no existes. Es por ello que, cuando desapareces de su campo de visión, se pone en tensión y aparece el llanto.

El bebé no sabe que sigues ahí, no sabe que volverás. Imagínate cuán desesperante puede llegar a ser para él o ella.

Durante esta etapa se producirán varios picos de la crisis por la angustia de separación. Normalmente, se producirá una alrededor de los ocho o nueve meses, otra posible alrededor de los doce meses y otra también frecuente alrededor de los dieciocho meses.

A partir de los dos años, el bebé ya será más capaz de entender que, aunque la figura de apego no esté presente, sí existe, y sabe que regresará e incluso es capaz de prever cuándo regresará, lo cual le aporta seguridad y los picos de angustia por separación desaparecen.

¿Qué podemos hacer?

- Poner dosis y dosis de paciencia y entender que es un comportamiento sano y normal. Tu bebé no es un bicho raro con «mamitis» ni está malcriado. Es un bebé normal que se comporta como es esperable para su edad. Tenerlo cerca el máximo tiempo que puedas le aportará mucha calma y seguridad.
- Si tienes que separarte de él o ella durante un momento, prueba a hablarle desde la distancia para que sepa que estás a su lado.
- Despídete siempre de él o ella si tienes que irte a trabajar. Nunca te vayas sin decírselo. Eso le creará aún más angustia incluso estando contigo, ya que entenderá que en cualquier momento puedes desaparecer sin previo aviso y acabará desarrollando un estado de hipervigilancia. Sé que es una tentación irte sin que se entere porque te ahorras el berrinche inicial, pero te aseguro que, a largo plazo, no le

aportará nada positivo a tu bebé. Él necesita confiar en ti, no le engañes.

Terrores nocturnos o pesadillas

Lo cierto es que, aunque lo pongo en el mismo saco, un terror nocturno no tiene nada que ver con una pesadilla. Son dos parasomnias totalmente diferentes.

Lo primero que debéis saber es que las parasomnias, aunque nos suelen crear mucha angustia como padres, no son graves y suelen desaparecer sin más con la edad.

La diferencia entre una pesadilla y un terror nocturno puede parecer sutil ya que en ambos casos la reacción del bebé durante el episodio es bastante parecida: se despierta llorando intensamente, nervioso y alterado. Pero saber diferenciarlo y entender qué le está pasando exactamente a tu hijo te ayudará a saber cómo ayudarle.

La primera diferencia importante entre una pesadilla y un terror nocturno es que el terror nocturno se suele producir durante la primera parte de la noche, cuando el bebé duerme en estados de sueño profundo (sueño no-REM). En cambio, la pesadilla se suele producir en la fase REM, durante la segunda mitad de la noche.

La segunda diferencia importante es que, durante un terror nocturno, el bebé está dormido, aunque no lo parezca, ya que se mueve de manera brusca, llora desconsoladamente, e incluso puede llegar a tener los ojos abiertos. Pensad que es una especie de sonambulismo. Al estar realmente dormido, no te reconocerá cuando intentes consolarlo y te rechazará. Este rechazo es un claro signo de terror nocturno.

En cambio, durante una pesadilla el bebé se despierta sudando, con cara descompuesta de miedo, y en cuanto te vea, aceptará tu consuelo y lo necesitará más que nunca.

Y la tercera diferencia importante tiene que ver con volver a redormirse. Un terror nocturno durará unos minutos, serán intensos y muy frustrantes, pero, de un momento a otro, el bebé se tranquilizará y, sin más, se volverá a dormir.

En cambio, al niño que ha vivido una pesadilla le costará muchísimo más relajarse y dormirse de nuevo ya que el recuerdo de la pesadilla le impide dejarse llevar de nuevo por el sueño.

¿Qué podemos hacer?

Durante el episodio de un terror nocturno hay poco que podamos hacer más que permanecer cerca del bebé, evitar que se haga daño con alguno de sus movimientos bruscos y esperar pacientemente a que se le pase. Recuerda que el bebé está dormido, al día siguiente no se acordará de nada de lo que ha sucedido.

Importante: no lo despiertes ya que estarás alterando su ciclo de sueño e incluso puedes llegar a provocar un despertar confusional en el que lo asustes.

Será importante que cuides de su descanso diurno ya que un bebé que no duerme durante el día es un bebé más propenso a sufrir terrores nocturnos y desvelos nocturnos.

Durante una pesadilla será importante acudir y consolar al bebé sin restarle importancia a lo que ha vivido. Permanecer a su lado hasta que se tranquilice y se duerma será la manera más efectiva de hacerle sentir seguro y protegido en estos momentos vulnerables para él o ella.

Más adelante os hablaré también de miedos nocturnos y cómo afrontarlos.

Como puedes ver es una etapa de múltiples retos.

También es una etapa muy divertida, con un bebé que está aprendido muchas cosas que te harán sonreír muchas veces.

Lo que podemos llegar a conseguir en esta etapa:

- Evitar el sobrecansancio y promover un descanso saludable.
- Crear una buena relación con el sueño.
- Entender las necesidades fisiológicas del sueño y saber

interpretar a tu bebe observándole y dedicando tiempo a conoceros.
- Empezar a establecer siestas regulares y eficaces.
- Conseguir que tu bebé se duerma en su cuna o cama de manera más autónoma.
- Pasar al bebé a su habitación (siempre mínimo a partir de los seis meses, aunque se recomienda esperar al año).
- Destete nocturno (mínimo a partir del año).

Lo que no podemos esperar:

- No podemos esperar que duerman del tirón doce horas siempre. Podemos reducir mucho los despertares. Pero lo normal es que un bebé se siga despertando entre una y tres veces hasta los tres años, aproximadamente.
- Que se adapte a nuestros horarios y nuestro ritmo. Sigue siendo un bebé aunque ya tenga dos años.

PILARES FUNDAMENTALES DEL SUEÑO

OBSERVACIÓN

Ya os he hablado en varias ocasiones de la importancia del descanso diurno tanto para favorecer el buen desarrollo del bebé como para mejorar su bienestar tanto físico como emocional.

De hecho, os animo a leer detenidamente el primer capítulo en el que hablaba sobre la importancia de las siestas.

Un bebé que no duerme bien durante el día será un bebé siempre irritable, un bebé al que le costará más conciliar el sueño y un bebé más propenso a despertar frecuentemente por la noche, e incluso un bebé con más facilidad para desvelarse a media noche o acabar con terrores nocturnos (ya hemos hablado de ello, pero veo necesario repetirlo), por lo tanto, cuidar de su descanso diurno será crucial si queremos mejorar su descanso nocturno.

Pero, a partir de esta edad, las señales de cansancio que nos han servido mucho hasta el momento dejarán de ser efectivas.

Normalmente con estas edades nuestro bebé ya no mandará señales de cansancio adelantadas, casi siempre que nos dé señales de cansancio será tarde.

Es por ello que con esta edad tendremos que guiarnos mucho más por las estadísticas de sueño y lo que observemos en los registros de sueño.

Con un registro de sueño necesitamos saber:

- Si el bebé está durmiendo las horas que le corresponden por edad.
- Si duerme las siestas que necesita y las duerme de forma eficaz y regular.
- Si tiene una buena relación con el sueño.
- Si duerme en un ambiente apropiado.
- Si llega a la noche o a las siestas con el cansancio justo.

Para ello haremos un registro de sueño que nos ayude a extraer toda la información necesaria para luego valorar el caso y crear un plan acorde a la situación que observamos.

Lo importante es que, gracias al registro, podáis valorar la situación con el máximo de detalles posibles. Podemos hacer registros generales de la semana entera o registros día a día o ambas cosas. Me gustaría que elaborarais vuestro propio registro de sueño tomando en consideración la información que necesitáis extraer.

Una vez que tengas todos los datos, podrás hacer una valoración general del sueño de tu bebé y podrás ver dónde puede estar el principal problema para poder solventarlo desde la raíz.

En ese resumen valoraremos cada uno de estos puntos:

- Hora habitual de despertar: si se despierta a una hora regular y si se despierta contento/a o llorando y enfadado/a, ya que eso te ayudará a determinar si ha dormido suficiente o no.
- Cuántas siestas duerme el bebé al día: Si duerme el número de siestas que le corresponden por edad o si está en medio de una transición de siestas por ejemplo.
- Cuántas horas de siesta duerme el bebé en total: Quizás duerme el número de siestas que le corresponden, pero son demasiado cortas o demasiado largas. Vamos a valorarlo todo.
- Le cuesta conciliar el sueño: El hecho de que le cueste mucho o poco conciliar el sueño ya nos da pistas sobre lo que puede estar ocurriendo. El principal motivo está casi siempre relacionado con sobrecansancio, por ejemplo. Pero también puede ser falta de ritual previo o incoherencia a la hora de acostarlo… Vamos a valorarlo todo.
- Cuánto rato permanece despierto entre siestas: si le cuesta conciliar el sueño, por ejemplo, y, además, sus ventanas de sueño son demasiado largas ya tenemos uno de los problemas detectados. Por ejemplo. Por lo tanto, deberemos valorar también no solo si sus siestas son regulares y de una duración correcta, sino también las horas que pasa despierto entre ellas.

En el capítulo anterior os dejé un ejemplo de registro de sueño y aquí os dejo otro un poco más preciso:

	Tiempo siesta 1	Tiempo siesta 2	Tiempo siesta 3	Tiempo noche	Total horas
Día 1					
Día 2					
Día 3					
Día 4					

Otro registro de sueño que también os recomiendo hacer es de tomas nocturnas.

Con estas edades quizás empiezas a preguntarte cuántas tomas necesita realmente tu bebé a nivel nutritivo, y quizás incluso empiezas a plantearte reducir alguna toma nocturna o incluso el destete nocturno.

Pero antes de eso será necesario que observes a tu bebé por las noches y te apuntes toda la información necesaria para luego trazar un plan acorde.

Apunta cada noche:

- Cuántas veces se ha despertado.
- Cuánto rato ha mamado.
- Cómo ha sido la toma: ¿ha mamado con fuerza? ¿O ha sido superficial?

Esto te dará mucha información necesaria para esos posibles cambios que te plantees realizar y de los que luego hablaremos.

Pero lo primero siempre es conocer a tu bebé.

RUTINAS

Con base en el registro de sueño que has rellenado y los datos estadísticos, serás capaz de elaborar una rutina apropiada para la edad y las necesidades particulares de tu bebé. Aquí te dejo una tabla estadística de las horas que puede dormir tu bebé durante el día. Recuerda, son datos orientativos.

Edad	Mínimo	Correcto	Máximo	Horas noche
6-9 meses	12	14	15	10-11
9-12 meses	12	13/14	15	10-12
12-18 meses	11	13	15	10-12
18-24 meses	11	12/13	14	11-12
2-3 años	11	12	13	11-12

Ventanas de sueño

Recuerda que las ventanas de sueño son las horas que un bebé puede permanecer despierto según su edad entre una siesta y la otra sin llegar a sobreagotarse.

Estos datos pueden ayudaros a organizar el día a día de tu bebé evitando el sobrecansancio.

Deberemos tomar en consideración que las ventanas de sueño suelen ir aumentando a medida que va pasando el día.

Edad	Mínimo	Máximo
6-9 meses	2 h	3 h
9-12 meses	3 h	4 h
12-18 meses	3 h	5 h
18-24 meses	5 h	6 h
2-3 años	5 h	7 h

Transición de siestas

En esta etapa también viviremos algunas transiciones de siestas. Y estas serán un poco más complejas que la anterior.

En esta tabla os indico las edades en las que, por norma general, se suele producir cada una de las transiciones. Saber a qué edades se suelen producir nos ayudará a estar alertas y saber descifrar sus nuevas necesidades.

7-9 meses	De 3 a 2 siestas	Dejan la última siesta
13-18 meses	De 2 a 1 siesta	Dejan la siesta de la mañana
3-4 años	De 1 a 0 siestas	Dejan la del mediodía

Y os vuelvo a compartir las señales de transición de siestas para que las tengáis a mano.

- Se resiste a conciliar el sueño en alguna o todas las siestas.
- Empiezan a ser cortas a pesar de que las hacía bien.
- Se encuentran dentro del margen de edad en la que suelen dejar la siesta.
- Empieza a afectar a la hora de acostarse o incluso a la noche.
- Empieza a madrugar (se despierta antes de las 6.00 horas).

Aquí tendremos que volver a hacer otro ejercicio de observación importante y dejarnos guiar mucho por los registros que hemos visto durante los cinco días de apuntes. Observamos todas estas señales durante mínimo una semana.

Transición de tres a dos siestas: Esta y la primera transición son las más fáciles de gestionar ya que se producen de una manera muy natural.

Si notamos las señales arriba mencionadas, lo primero que haremos será reducir la última siesta.

Es posible que pase una temporada en la que algunos días haga dos siestas y otros días haga tres siestas.

Cuando la eliminan del todo siempre suele ser necesario acostarlos más pronto durante una temporada hasta que se van adaptando al nuevo ritmo y empiezan a ser capaces de permanecer despiertos más rato.

Transición de dos a una siesta: Esta es la transición más difícil de gestionar por norma general.

Pasamos por una etapa en la que dos siestas es demasiado, pero una sola siesta es demasiado poco, y se suele juntar con hitos del desarrollo que complican la etapa.

A los doce meses hay bebés que muestran signos de querer dejar la siesta de la mañana (huelga de siestas), pero es importante no precipitarnos ya que es pronto para una sola siesta a no ser que la haga muy larga (dos horas y media o tres horas). Justo al año se suele producir un hito evolutivo importante con un bebé más activo, más movido y con muchas nuevas habilidades motrices que solo quiere practicar. Es por ello por lo que podemos notar una cierta resistencia a la conciliación del sueño, y nos puede llevar a pensar que no la necesita. Y ojo, podría ser, claro que sí, pero no te precipites.

Si finalmente sentimos que sí estamos en medio de la transición, os recomiendo hacerla poco a poco. Podemos empezar la transición atrasando un poco la hora de la siesta de la mañana y la siesta del medio día, y dejando que haga una siesta por la mañana más corta de lo habitual. También retrasaremos durante una pequeña temporada la hora de ir a dormir. La idea es dejar que el bebé se vaya adaptando a esas ventanas del sueño más largas poco a poco e ir observando cómo le sientan para ver si realmente está preparado o no.

Si solo con este pequeño cambio notamos mejoría, lo dejaremos así durante una temporada hasta que volvamos a notar señales de que necesita acabar de hacer la transición.

En ese caso, eliminaremos la siesta de la mañana y adelantaremos bastante la del medio día, procurando que duerma una siesta lo más larga posible. Luego adelantaremos también la hora de acostarlo por la noche.

Transición de una a cero siestas: Suele ser otra de las transiciones de siesta más naturales. Aunque es cierto que habrá una temporada en la que a veces hará la siesta y otras muchas veces no hasta que la deje definitivamente.

Mi recomendación es ofrecer un espacio de calma y tranquilidad después de las comidas siempre, aunque no llegue a dormirse.

Estableciendo siestas regulares

Para empezar a establecer unas siestas regulares, tendremos en cuenta tanto el registro de sueño que hemos observado como las estadísticas de sueño. Con base en toda esa información elaboraremos una rutina acorde a la necesidad de nuestro bebé en concreto.

- Establecer hora de despertar por la mañana: Harás una media de las horas que has visto en el registro y pactarás una hora límite de despertar por la mañana.
- Calcularás su ventana de sueño: En el registro verás que tu bebé ya tiene un orden de descanso bastante coherente, solo tienes que saber adelantarte a sus necesidades. Observa el registro y sabrás determinar cada cuánto rato le suele entrar el sueño a tu bebé.
- Alargar siestas: Si las siestas muchas veces son demasiado cortas y realmente sientes que tu bebé necesita dormir más, será necesario trabajar para alargar sus siestas con mucha paciencia. En el capítulo anterior te hablaba de ello.

Con todos estos datos podremos establecer un horario más predecible para tu bebé siempre siguiendo con el orden de alimentación-vigilia-sueño:

Una vez tenemos todos los datos podremos elaborar una rutina acorde a la necesidad del bebé. Podéis usar esta tabla para elaborar la rutina y pasarla a la familia.

Hora	Actividad
7.00 h	Despertar
8.00 h	Desayuno
9.00 h	Movimiento libre en la alfombra
10.00 h	Siesta

RITUALES

A medida que el bebé crece, el ritual cobra mucha más importancia.

Con estas edades vivirán muchos cambios, tanto en su vida como en su desarrollo, que mantendrán al bebé en estado de alerta en muchas ocasiones. La previsibilidad que ofrece un buen ritual previo al sueño ayudará al bebé a sentir ese control que le aportará paz y estabilidad emocional.

Además, ahora es posible que cada vez le cueste más relajarse debido a las nuevas habilidades que ha ido adquiriendo, y el ritual le permitirá encontrar espacio, tiempo y actividades que lo ayuden a bajar esos niveles de actividad para luego poder dormirse más tranquilo o tranquila.

No subestimes el poder del ritual y úsalo a tu favor ahora más que nunca.

Puedes entender los beneficios del ritual previo al sueño en la página 59. De verdad te animo a leerlo si no lo has hecho ya. Aunque con lo pesada que soy seguro que sí lo has leído 😉.

A medida que el bebé se hace mayor, el ritual debería ser más elaborado. Por eso en este capítulo te he dado muchas más ideas de rituales previos al sueño que puedes usar para crear el tuyo propio.

Pero recuerda que lo importante del ritual es hacerlo cada día en el mismo sitio y en el mismo orden y de la misma manera.

Bajar revoluciones del hogar

Bastante antes de irnos a dormir, podemos empezar preparando con calma el ambiente para que vaya anunciando por sí solo que es necesario empezar a bajar las revoluciones para luego podernos apagar poco a poco y dar paso al sueño de manera placentera. Podemos preparar el ambiente después de la cena y, un poco antes de ir a la habitación, en el salón: preparar el ambiente de una manera concreta ayudará al bebé a saber identificar el momento en el que se encuentra del día. De hecho, podemos usar la preparación de la estancia como señal del inicio de una rutina. Una vez esté todo el ambiente preparado, podemos aprovechar para pasar tiempo de calidad con el bebé e interactuar con él y jugar juntos. Yo le suelo llamar el ratito zen. En el caso de bebés pequeños quizás aprovechamos el baño para hacer este ratito zen.

Algunas ideas para preparar el ambiente:

- Apagar la televisión. De hecho, será importante que no haya tenido contacto con ningún aparato electrónico de este tipo mínimo dos horas antes de irse a dormir.
- Bajar las persianas y preparar un ambiente de relajación bajando la intensidad de las luces.
- Retirar los juguetes excitantes del escenario. Juguetes con muchos ruidos o colores.
- Usar aromaterapia.
- Poner un poco de música relajante de fondo.

Interactuar con el bebé

La mejor manera de crear vínculo con el bebé y llenar el tanque de amor para que se vaya a dormir con buenas sensaciones será pasando tiempo con él/ella y dando oportunidad a la interacción y al juego. Unas risas, miradas, juegos, masajes o caricias generarán endorfinas, hormona del placer. Es una rutina que adorará y que seguro que no tendrá impedimentos en llevar a cabo. Depende de la edad podrá hacer unas cosas u otras. Algunas ideas de juegos en familia:

- Leer libros: Los cuentos calman, aportan bienestar, ofrecen buenas oportunidades para aprender vocabulario, lenguaje, memoria, promueven la imaginación e inspiran el juego libre.

  Los cuentos pueden ser una manera más de compartir ese espacio de conexión y calma antes de ir a dormir.

  Os dejo unos cuantos títulos de cuentos:

  Dormir solos.

  Cosquillas y a la cama.

  Mi camita.

  ¡Vale, buenas noches!

  Baba, no quiero dormir.

  Un beso antes de dormir.

  Mi camita.

  Buenas noches.

- Jugar: Podemos jugar a cualquier juego que se nos ocurra o que tengamos en la estancia. A ser posible usaremos juguetes con materiales naturales.

  — Cesto de los tesoros: Si es un bebé de entre los nueve meses y el año y medio más o menos, podemos usar el cesto de los tesoros y dejarle explorar con las diferentes texturas y materiales. Te animo a explorar en Google qué es un cesto de los tesoros si no lo conoces.

— Psicomotricidad gruesa: Colocando unos cuantos cojines en el sueño, pueden hacer un recorrido para que el bebé gatee por ellos. Este tipo de actividad en la que el bebé puede explorar con sus habilidades será perfecta sobre todo cuando se encuentra en un hito evolutivo importante, como el inicio del gateo o el inicio de la deambulación.

— Llegar al juguete: Le pueden animar a gatear poniendo un juguete a una cierta distancia de él para que vaya a buscarlo gateando. Es una actividad genial sobre todo cuando empieza el gateo; recordad la importancia de que practique durante el día.

— Juegos de construcción o encajables: Cualquier juego de psicomotricidad fina puede ser una buena actividad para antes de ir a dormir.

- Yoga: Podemos jugar a hacer yoga con él o ella. Es un juego de imitación, algo que les suele gustar mucho, además de que ayuda a relajar la musculatura. Podemos usar libros o cartas:

  Juguemos a hacer yoga (Lorena Paja Lunga).

  Tranquilos y atentos como una rana (Eline Snel).

  La ballena (Sarah Jane Hinder).

  Buenas noches, yoga (Mariam Gates y Sarah Jane Hinder).

  Cartas (Yoguicards).

- Toma: Aprovechar para hacerse mimos y hacer una toma antes de ir a dormir. Si quieren, pueden aprovechar para dar mucho pecho para que se vaya a dormir saciado de pecho y saciado de mamá.
- Hablar de lo que ha hecho durante el día: A los niños

mayores les puede gustar mucho poder hablar de todo aquello que han hecho durante el día o de las cosas más importantes.

Avisar al bebé

Cuanto más mayor es el bebé más importante se vuelve avisarle con antelación de cada cambio de actividad. Y más si se trata de pasar de una actividad estimulante y divertida a una que no le gusta tanto (ir a dormir). Por eso haremos mucho hincapié en esta parte del ritual antes de irnos a la habitación. Os doy algunas ideas para avisar al bebé:

- Poniendo un reloj de arena que le indique el momento de inicio y el momento de finalización.
- Usando una alarma o canción que suene en algún momento concreto.
- Reloj ok to wake: Es un reloj despertador para los pequeños que aún no conocen los números. Verde significa que ya pueden salir de la cama. Cuando brilla suavemente en amarillo, significa que es hora de dormir o jugar tranquilamente en su habitación hasta que se ponga verde.
- Avisándole simplemente con antelación en caso de que sea más mayor: «Después de tal juego nos iremos a la habitación, ¿preferirás ir volando o cantando?».
- Usando algo visual: «Cuando la aguja del reloj llegue aquí, será hora de ir a dormir».

Preparar al bebé y el entorno

Una vez entramos en la habitación, es importante preparar todo el entorno para que el bebé se haga consciente de toda esa preparación presueño. Incluso podemos dejar que él también forme parte de esa preparación dejándole apagar alguna luz, por ejemplo.

- Preparar la habitación: bajar persianas, encender una luz cálida en la habitación (amarilla o naranja), apagar las luces principales.
- Preparar al bebé: cambiar el pañal o ir a hacer pipí antes de entrar en la habitación. Poner el pijama-manta. Tapar a un bebé que tiene capacidad para moverse es casi imposible, pero necesitan permanecer en buena temperatura.

Actividades antes del sueño

Si es un bebé más mayor (a partir del año y medio, aproximadamente), le gustará poder tomar decisiones en algunas partes del ritual. Sobre todo a partir de los dos años, que es cuando el bebé suele tener una etapa de oposición absoluta a la hora de ir a dormir.

Podemos dejarle escoger el muñeco al que quiere acostar. O el cuento que quiere leer. O la canción que quiere cantar. Siempre le dejaremos escoger entre dos o tres opciones que nos parezcan correctas para evitarnos posibles problemas.

Antes de acostarnos también es importante hacer algún tipo de actividad en concreto directamente en su cama para que disfrute de su entorno y que vea que el momento de ir a dormir es un momento agradable que puede llegar a disfrutar muchísimo. Es cuestión de usar un poco la imaginación para elaborar un ritual que le guste. Hay muchas de estas ideas que se podrán hacer mejor cuando el bebé ya duerme en una cama en vez de en cuna, pero todas se pueden adaptar. Os dejo unas cuantas ideas:

- Escoger y leer un cuento: Si es un bebé mayor, puede escoger un cuento de entre dos o tres opciones que a la familia le parezcan válidas. Podemos leerlo estando él/ella ya en su propia cama o lo podemos leer sentados en un sillón mientras se toma su toma. Podemos hacerlo de mil y una formas.

  Hay muchos beneficios relacionados con leerle a su hijo antes de acostarse: es un momento especial para estar cerca de su hijo y crear vínculos. Los cuentos para dormir ayudan a potenciar la imaginación de los niños. Un enfoque más científico muestra que leer en voz alta puede mejorar sus habilidades de habla y lenguaje, al tiempo que aumenta su capacidad de ortografía y memoria. La lectura también fomenta su pensamiento lógico, ¡una serie de habilidades para la vida que todos necesitamos! Los cuentos para dormir le pueden enseñar colores primarios, números, formas y canciones infantiles de una manera divertida, emocionante y apropiada para su edad. Los libros ayudan a los niños a desesterarse de sus presiones diarias y al oír nuestra voz pueden relajarse. Si inculcamos al bebé una rutina de lectura de cuentos desde una edad temprana, será más probable que continúe leyendo cuando sea adulto.

Lo que sí es importante es que siempre finalicemos el momento cuento con un ritual de cierre para que el bebé nunca ponga oposición al fin del cuento. El típico «colorín colorado, este cuento se ha acabado» podría ser suficiente.

- Explicar un cuento sobre la piel:

  Un cuento sobre la piel no es más que un cuento junto con un masaje. Es cuestión de echarle imaginación e intentar que disfrute del cuento con un masaje que guarde relación con la historia.

- Hacer la última toma: Esta será una opción dependiendo del caso y dependiendo de la edad del bebé y de quien lo acueste. Pero no es un problema darle su última toma dentro de la habitación siempre y cuando introduzcamos una última actividad entre la toma y el momento de acostarle. La última toma a ser posible siempre la haremos sentados, y fuera de la cuna o cama. Aunque podemos hacer excepciones dependiendo de las circunstancias.

Cerrando el ritual para dormir

- Cantar una última canción (siempre la misma y una sola vez).
- Diciendo alguna frase clave:

  Abracadabra, las semillas del sueño crecieron, tus ojos se están cerrando (pasamos una mano por sus ojos). Te quiero, mi vida, nos vemos mañana.

  Es hora de despegar hacia el país de los sueños. Mamá/papá apagará la luz y me quedaré aquí hasta que te duermas.
- Ataque de besos: Podemos realizar un ataque de besos al bebé desde la cama.
- Apagar la luz: Cuando apagamos la luz, finalizamos por completo el ritual y empieza el momento de conciliar el sueño.

ASOCIACIONES

Os he hablado mucho sobre qué son las asociaciones del sueño y cómo afectan al sueño en los primeros capítulos de este libro. Si no lo has leído, de verdad, es necesario que lo hagas para comprender al 100 % a tu bebé y desarrollar luego tu plan siendo consciente de las decisiones que tomas.

Pero, a modo resumen, os recuerdo que, si necesitamos mejorar nuestro descanso como familia, será necesario enseñar al bebé una nueva habilidad para conciliar el sueño. Ya que la manera en la que concilia el sueño un bebé determinará, en gran medida, sus despertares nocturnos.

Si queremos que nuestro bebé reduzca sus despertares nocturnos, necesitaremos primero que sea capaz de conciliar el sueño sin tantos apoyos de nu estra parte para que, cuando tenga un micodespertar nocturno, sea capaz de volver a redormirse sin la necesidad de volver a recurrir a esos mismos apoyos.Pero deberemos comprender que el bebé no ha pedido esos cambio y que, evidentemente, no será recibido de buen agrado.

Habrá resistencia por parte del bebé y la habrá con toda la razón del mundo: estás cambiando sus rutinas y sus hábitos, estás cambiando la dinámica que él/ella conoce, y además pretendes que duerma de un modo para el cual no está diseñado.

Él/ella tendrá derecho a reclamar lo que quiere igual que tú tienes derecho a descansar.

Si decides este cambio, será porque sientes que lo necesitáis como familia en general y es lícito necesitar dormir y es lícito buscar una solución. Pero será necesario comprender a vuestro bebé, saber ponernos en su lugar y empatizar con él. No os estará tomando el pelo, solo reclamará lo que hasta ahora ha entendido como normal. Necesitará tiempo para adaptarse a una nueva situación.

Libérate de la carga de la culpa, pero acepta el desagrado de tu hijo/a de buena gana y aprende a aceptar su enfado y frustración para luego acompañarlo de forma sana y amorosa.

Si lo tenemos claro y ya hemos trabajado en los demás pilares fundamentales del sueño, estaremos preparados para pasar a la última fase: eliminar las asociaciones y conquistar ese sueño más autónomo que necesitamos para reducir despertares nocturnos.

Pero, antes de eso, será necesario decidir varias cosas:

- Dónde dormirá el bebé: Si uno de tus objetivos es pasar al bebé a su propia habitación, tendrás que decidir cómo quieres hacerlo. Podemos pasar al bebé a su habitación en el mismo momento en que empezamos el sueño autónomo, o primero conquistar el sueño autónomo y luego pasarlo a su habitación. O pasarlo a su habitación y, más adelante, trabajar el sueño autónomo. Las posibilidades son varias y ninguna es mejor que otra. Pero toma una decisión. Luego hablaremos del paso a la habitación.

- Quien dormirá al bebé: Si, por ejemplo, la familia se plantea un destete nocturno de pecho, una opción es el plan pareja del que os hablaré más adelante. Pero el destete no hay que hacerlo sí o sí con un plan padre/pareja. Puede hacerse también con mamá. Lo importante es que quien lo haga lo haga con seguridad y confianza.

  Piensa en quién se siente con más ánimo y paciencia para afrontar estas primeras noches que, probablemente, se harán largas al principio.
- Dónde le daremos la última toma: En el caso de que suela hacer una última toma, será importante decidir también dónde se la daremos. Podemos hacerlo dentro de la habitación o fuera de la habitación. La mayoría de las asesoras recomiendan fuera de la habitación, pero la verdad es que, mientras el sueño autónomo esté bien establecido, yo he visto que es totalmente indiferente. Lo que sí es importante es que cuanto más mayor sea, más diferenciado esté el momento de toma del momento de dormir con una actividad intermedia. Por ejemplo, un cuento después de la toma.
- Cuna o cama: Con bebés hasta mínimo los doce o quince meses, lo ideal es que duerma en una cuna, ya que el proceso es más sencillo y rápido de llevar a cabo, sin escapadas nocturnas y más seguro para el bebé. Pero si es un bebé de catorce o quince meses que nunca ha dormido en una cuna, podemos hacer el proceso durmiéndolo en una cama tipo Montessori en el suelo sin problema. El proceso del sueño autónomo se complica un poco porque el bebé es capaz de salirse de la cama, pero, por otro lado, el acompañamiento suele ser menos frustrante para el bebé que tiene libre movilidad y más cercano gracias a que no hay impedimentos físicos, como los barrotes de las cunas. También puede ser en una tipo colecho. En ese caso siempre recomiendo que el colchón de la cuna colecho siempre quede

un poquito más bajita que el colchón de la cama familiar. Pero recordad que el colecho es una opción más que válida y podemos trabajar la autonomía (que no la soledad) igualmente sin problema.

Una vez tenemos todo esto decidido, tocará pensar cómo vamos a hacer el acompañamiento a nuestro bebé hacia esa autonomía que nos proponemos.

Os cuento varias posibilidades con métodos basados en el acompañamiento:

Coger-dejar

Tracy Hogg, en su libro *The Baby Whisperer*, desarrolló el método coger-dejar, que consiste en dejar al bebé en su cuna totalmente despierto después de asegurarnos de que hemos llegado a tiempo a su ventana de sueño y después de un ritual previo al sueño bien elaborado en un entorno bien preparado.

Si al dejarle en la cuna el bebé se pone a llorar, ella anima a la familia a intentar relajar al bebé directamente desde la cuna durante un ratito, pero, si se pone a llorar mucho y no se consuela, podemos ir cogiendo al bebé en caso de que llore, siempre y cuando le volvamos a dejar en la cuna despierto, y siempre y cuando acabe conciliando el sueño en su cuna, aunque al principio tarde mucho.

Los pasos serían:

Empieza este proceso con la primera siesta del día o al acostarlo por la noche, nunca en los despertares. Cuando lo tengas controlado sigues con los despertares.

Después del ritual previo al sueño, acuesta a tu bebé en su cuna relajado, pero totalmente despierto. Con seguridad y confianza. Sin miedo.

Si el bebé empieza a protestar: espera. Los bebés suelen dormirse dando vueltas en la cama y protestando de manera intermitente, haciendo ruidos y movimientos bruscos. No intervengas si se encuentra en este punto ya que está intentando conciliar el sueño.

Si el bebé empieza a llorar, acompaña la frustración y la impotencia de tu bebé. Está llorando por muchos motivos: no te entiende, no sabe lo que tiene que hacer, tiene sueño y no puede dormir... Entiéndelo, no le pidas que no llore. Dile cuánto le quieres con tu voz, tu contacto, tus abrazos, aceptando su enfado en vez de luchar para que deje de expresar lo que siente.

Si sigue llorando, cógelo en brazos hasta que se relaje (no dormido/a) y acuéstalo de nuevo para volver a empezar.

Es un proceso que llevará tiempo y seguramente el primer día no lo conseguirás. Si ves que llevas mucho rato y no se duerme, puedes abortar misión: haz ritual de buenos días levantando persianas, apagando ruido, diciéndole buenos días con alegría y sales de la habitación como si nada hubiera ocurrido. Pasados diez o quince minutos, vuelves a intentarlo de nuevo o pasas a dormirlo como siempre, sin más.

Pero ten en cuenta que las primeras veces tardará mucho en dormirse.

Técnica del andamiaje o lo que yo llamo «proceso de transición»

E. Pantley también habla de un método ahora bautizado como la técnica del andamiaje o cambio de marchas en el que vamos cambiando el tipo de asociación que el bebé tiene de una manera muy gradual, pasando por varias fases de una duración de dos o tres días cada una (o más, depende) hasta que conseguimos el sueño autónomo en cuna o cama.

La idea de este tipo de intervención es ir reduciendo las asociaciones o las muletillas o las ayudas que le ofrecen al bebé para conciliar el sueño, pero de una manera muy gradual. Tan gradual como queramos realmente.

La idea es hacer un proceso en el que cada dos o tres o más días pasemos de un paso al siguiente paso, eliminando progresivamente esas ayudas que se le ofrecían.

Por ejemplo, imaginemos que tenemos a un bebé que se duerme en brazos, en el pecho y saltando en la pelota de pilates. Los primeros días empezaremos sin ningún cambio, pero vigilando que lleguemos a tiempo a sus ventanas de sueño y habiendo hecho un buen ritual presueño bien elaborado.

Tres días después, seguimos con el siguiente paso en el que eliminamos la pelota de pilates y empezamos paseándolo por la habitación en el pecho y haciendo ruido blanco (*sssshhh*), pero, cuando se empieza a relajar, paramos el movimiento. Tres días después empezamos relajándolo un poco en brazos y al pecho, pero enseguida nos sentamos con él en brazos y lo dormimos solo con palmaditas y *ssshhhh* y al pecho. Luego, tres días después, eliminamos el pecho y solo dejamos las palmaditas y el *ssshhh* en brazos. Y tres días después empezamos a dejarle en la cuna.

Podemos hacer los procesos transicionales tan graduales como queramos. Ese ejemplo es muy gradual, por ejemplo. Debemos contar que cuanto más gradual es el proceso, más tardan en aparecer los resultados y más pueden desesperarse las familias, dependiendo de la desesperación que tengan. Podemos hacer procesos muy graduales con familias que tienen expectativas muy realistas y que están dispuestas a esperar porque quieren hacerlo de una manera muy respetuosa, pero si sientes que necesitan resultados rápidos, procurad acelerar un pelín más el proceso.

Nos podemos inventar cualquier tipo de proceso de transición. Por ejemplo, si es un bebé que se duerme al pecho y mecido en brazos, una buena opción antes de dejar al bebé despierto en su cuna por primera vez es, primero, dormirlo al pecho, pero tumbadas. Es un paso intermedio en el que el bebé deja de dormirse en vertical, sino en horizontal y en un colchón. Y deja de dormirse en movimiento. Cuando esto ya lo tenemos, entonces es momento perfecto para seguir avanzando (si la familia quiere) y ahora sí dejarle en la cuna despierto.

Despertares nocturnos. ¿Qué hacer? ¿Tiene hambre?

Para que los despertares nocturnos vayan reduciéndose será necesario trabajar el sueño autónomo no solo en la conciliación del sueño, sino también cada vez que se despierte.

Esta será la parte difícil de verdad ya que al principio tu bebé tardará bastante en dormirse en cada uno de estos despertares y será realmente agotador para vosotros.

Lo primero que os animo a decidir es cuántas tomas le vamos a dar al bebé y sobre qué horarios se las vamos a ofrecer. Para ello, hemos hecho un registro de sueño de tomas, para que puedas detectar fácilmente cuáles son aquellas realmente nutritivas y cuáles no.

Lo sabrás por cómo succiona. Está la succión profunda en la que notas que el bebé come, y la succión de relajación en la que el bebé hace una succión muy superficial.

Lo sabrás también por el rato que permanece succionando profundamente.

Con base en esa información, pactarás las tomas que vas a darle al principio. Si luego quieres hacer un destete nocturno, siempre estarás a tiempo. Pero te recomiendo ir despacio.

Si se despierta y le toca la toma procura, dásela fuera de la cama, sentados con una luz cálida encendida, y procura que no se te duerma al pecho o al biberón. Una vez relajado o relajada, dile buenas noches, apaga la luz y acuéstalo totalmente despierto para luego seguir con el acompañamiento hasta que se duerma.

Plan padre/pareja

Es importante matizar que el destete no es sinónimo de reducir despertares. Los despertares no disminuyen si el bebé sigue necesitando ayuda para conciliar el sueño, por lo tanto, si la finalidad del destete es dormir, tendremos que usar las técnicas anteriores también e incluso hacer una mezcla de todas estas ideas.

El plan padre o plan pareja no tiene mucho misterio: básicamente, la idea es que papá o la pareja se ocupará de acostar al bebé. Para ello será necesario que, antes de iniciar el proceso, la pareja ya se haya implicado en muchos cuidados del bebé y que le haya tenido dormido en brazos algunas veces.

Mamá le puede dar la última toma en la habitación o fuera de esta.

Y la pareja hará el resto del proceso hasta que el bebé se duerma.

Puede empezar durmiendo al bebé en brazos y, más adelante, ir conquistando también el sueño autónomo (esto último será imprescindible si, además del destete, queremos reducir despertares nocturnos).

Ejemplo del plan pareja por fases en el proceso, que pueden durar dos o tres días (o más) cada fase:

Fase 1: Mamá le da el pecho hasta que está relajado, pero despierto. Le pasamos el bebé a papá. Papá hace el resto del ritual, apaga la luz y le duerme en brazos o portabebé o...

Fase 2: Papá hace el resto del ritual, apaga la luz y se tumba con él/ella en la cama hasta que se duerma con mucho contacto físico y mucho acompañamiento con la voz.

Fase3: Papá hace el resto del ritual, apaga la luz y se sienta con él/ella al lado de la cama hasta que se duerma con mucho contacto físico y mucho acompañamiento con la voz.

Fase 4: Papá se sienta a su lado acompañando solo con la voz.

Si os fijáis, cómo siempre, hemos ido de más apoyo a menos apoyo. La clave siempre es la misma.

Hay familias que deciden que mamá dormirá alejada del bebé durante esos primeros días. Esa puede ser una opción para algunas familias. Pero procurad decidirlo con antelación.

DESTETE NOCTURNO

Uno de los grandes mitos relacionados con la lactancia y el sueño es que la lactancia materna es la culpable de los despertares nocturnos.

Pero la realidad es que los despertares nocturnos de un bebé no están relacionados con el tipo de lactancia que hagamos, sino con cómo concilia el sueño el bebé.

Si queremos reducir despertares nocturnos, lo importante no será eliminar el pecho, sino cambiar la manera en la que tu bebé concilia el sueño.

Si aún no entiendes por qué se despierta tu bebé, te invito a pasar por la página 34. Necesitas entender por qué se despierta si quieres encontrar soluciones.

Volviendo al destete nocturno: el destete natural existe. Todos los bebés, tarde o temprano, dejan de mamar. La edad en la que un bebé se suele destetar de manera totalmente natural es entre los dos años y medio y los siete años. Sí, no te puedo decir edad más o menos exacta. Pero fíjate que coincide, casualmente, con la edad promedio en la que los bebés empiezan a dormir del tirón de manera natural…

Por lo tanto, sí, un bebé podría seguir durmiéndose al pecho con un año, con dos e incluso con cinco años, a no ser que tú se lo impidas, es así de sencillo. Y no, la demanda de pecho no suele reducirse notablemente con la edad, de hecho, puede incluso incrementarse en algunas etapas.

Por lo tanto, la decisión del destete, sea nocturno, diurno o las dos cosas, antes de estas edades será una decisión unilateral tomada por ti, mamá.

Y sí, como podrás imaginar, a tu bebé no le va a gustar la idea de que le niegues el pecho.

¿Cómo te sientes con la decisión del destete?

La primera parte de un destete siempre será tomar una decisión y reconciliarte con esa decisión.

Asumir las razones por las cuales has decidido destetar, aceptarlas y no tener que justificarlas ni contigo ni con tu alrededor.

Es necesario que estés alineada con aquello que necesitas.

Necesitas estar en paz con la decisión que tomes.

Porque, para poder llevar a cabo ese destete (e incluso cualquier otro cambio importante en la dinámica nocturna de tu bebé), va a ser necesario estar convencida para poder hacerlo con determinación, seguridad y confianza.

Y hacerlo luego cuando lo sintáis oportuno.

Para poder tomar esa decisión respetándote a ti y a tu bebé al 100 %, vas a tener que tener en cuenta varias cosas, así que vamos a hablar de todas ellas.

Tómate tu tiempo para reflexionar en lo que sientes y necesitas al leerte. No te precipites.

Destete respetuoso

Los más puristas te dirán que un destete realmente respetuoso solo es cuando el bebé lo decide. Que el destete es un proceso madurativo (como el sueño) y que solo debemos resignarnos a esperar y el destete acabará por llegar.

Lo que yo pienso:

Continuar con la lactancia cuando ya no te hace feliz no es respetuoso contigo. Así de sencillo es para mí.

Personalmente, siento que para respetar es necesario respetarte primero a ti y a tu cuerpo. Es posible que después de meses lo hayas olvidado, pero el pecho es tuyo. Y si no quieres seguir amamantando a tu bebé, estás en tu derecho a poner un límite a tu bebé.

De hecho, con ese límite le estarás enseñando a tu bebé que está bien decir NO, que está bien respetar tu cuerpo y está bien poner límites a los demás para cuidarse a sí mismo.

Es una manera de enseñarle que el respeto empieza por uno mismo.

El término de «crianza respetuosa» ha sido un término que,

sobre todo al principio, nos liberó de creencias que estaban haciendo daño a madres e hijos. «No lo cojas, que se mal acostumbra», «no te lo metas en la cama, que no te lo sacarás nunca».

Ha sido un término con el que era fácil que nos sintiéramos cómodas. ¿Quién no quiere criar a su hijo o su hija con respeto?

Pero tengo la sensación de que es un término que ha empezado a caer en el simplismo. Un término que nos está volviendo a encasillar, pero ahora en otro tipo de hacer que también nos acaba llevando a la culpa.

En esos momentos aparecen las grandes inseguridades, el pánico al llanto e incluso a traumatizar a nuestro bebé.

Pero no todo es blanco o negro.

No todo el llanto es sufrimiento

Cuando actuamos desde la serenidad, la comunicación, el acompañamiento y el amor, el trauma no es posible.

Sí, vas a tener que aprender a comunicarte de otras formas con tu bebé y tu bebé va a tener que aprender otras maneras de tranquilizarse contigo. Pero el vínculo con tu bebé seguirá muy presente porque sigues siendo su madre y él tu bebé. El destete es parte de la lactancia. El destete no es una pérdida de amor o conexión, el destete es una simple etapa más en vuestra relación madre e hijo.

Recuerda que el vínculo con tu bebé no recae en la teta, sino en mamá.

Mamá no desaparece. De hecho, mamá seguirá más presente que nunca.

Recuerda que la maternidad no es lineal.

Nuestros hijos crecen, sus necesidades cambian y las nuestras también cambian.

Quizás la teta a demanda los primeros meses fueron maravillosos, pero ahora empiezan a pesar.

Quizás el colecho nos facilitó la vida la primera etapa, pero ahora, pasados los meses (quizás años), echamos de menos nuestro espacio en la cama.

Y ahora, quizás contra todo pronóstico, el destete se te empieza a pasar por la mente o quizás el traslado a su habitación también empieza a ser conversación en vuestro hogar…

Y todo ello te hace sentir mal… No es lo que está en la lista de la crianza respetuosa. Y te entran mil dudas.

¿Mi bebé va a llorar? ¿Va a sufrir? ¿Se perderá el vínculo?

«Respetuoso» es un término muy ambiguo, con muchas interpretaciones y muchos puntos de vista.

Lo importante es que tú lo sientas respetuoso contigo y con tu bebé.

Pero si quieres destetar, lo primero que vas a tener que asumir como madre es que a tu bebé no le va a gustar la idea. Será una decisión que tomarás TÚ unilateralmente, y será una decisión que tu bebé no recibirá de buen agrado y te lo hará saber.

Y faltaría más que no lo hiciera. Él o ella tendrá derecho a expresar su disconformidad.

El llanto es una de las formas de comunicación de nuestro bebé.

El llanto SIEMPRE debe ser atendido, la pregunta es: ¿podemos atenderlo de formas distintas a las que estamos acostumbradas?

Sí. Por supuesto, pero hacerlo requiere adaptación y aprendizaje por las dos partes, y ello conlleva malestar temporal.

Miedo al llanto

¿Voy a traumatizar al bebé si llora en el destete?

Normalmente, cuando se trata de sueño y llanto solemos pensar en Estivill.

El llanto desatendido genera estrés tóxico en el bebé y desvincula a madre e hijo.

Pero una cosa es llorar y otra muy distinta es dejar llorar. Cómo contesto al llanto es la diferencia.

Si se siente contenido, comprendido y acompañado, será un proceso de adaptación duro, pero no traumático.

El trauma se genera con la soledad, con el abandono. Nunca por poner un límite desde el amor.

Llorar no es malo en sí mismo, de hecho, es un mecanismo de liberación del estrés y cuando lloramos acompañados luego nos sentimos mejor.

Es normal que tu bebé no esté de acuerdo con tu decisión. No se lo esperaba. Lo justo es que llore y que llore al lado de una madre dispuesta a escucharlo. Al lado de una madre que sostiene con empatía, seguridad y confianza las emociones desagradables de su bebé.

Tu bebé vivirá un duelo que necesitará transitar a tu lado. Pero los duelos hay que vivirlos, hay que expresarlos para transitarlos de manera sana.

De hecho, tú misma harás un duelo que también deberás transitar y también necesitarás llorar y hacerlo al lado de alguien que te comprenda y te apoye.

No le tengas miedo al llanto.

Puedes poner un límite a la misma vez que mantienes el vínculo con tu bebé:

Entendiendo a tu bebé, empatizando con lo que siente y poniéndonos en su piel: llora de frustración e indignación, enfado, rabia, impotencia… Pero nunca porque se sienta solo y abandonado.

Entendiendo que tiene derecho a expresarse y llorar.

Aceptando el llanto en vez de luchar contra él. Tu misión no tiene que ser hacerlo callar. Tu misión es consolarlo.

Mantenernos incondicionales respetando su enfado cuando nada le sirva.

Manteniendo el límite siendo coherentes con el mensaje que queremos transmitir: mamá ya no quiere darte el pecho, pero mamá sigue aquí incondicional para ti.

Toma una decisión real

Quizás al empezar a leer esta parte del libro parecía que tenías muy claro que querías destetar, pero quizás ahora ya no lo tienes tan claro... Lo entiendo, se han removido muchas emociones, muchos sentimientos contradictorios. No corras, tómatelo con calma.

Deberás escucharte y tomar una decisión que te haga sentir bien como madre. Y te aseguro que no hay opción correcta o incorrecta. Si después de todo esto sientes que no es tu momento, no es necesario que sigas adelante. Para de leer y vuelve a mirarlo más adelante.

Es necesario hacer las cosas desde la voluntad. Nunca desde la culpa o desde el miedo o desde la supervivencia.

Es necesario que estés convencida, segura de ti misma y en paz con tu decisión para poder llevarla a cabo sin que se te coma la culpa.

La culpa es inevitable, pero deberás aprender a hablar con tu culpa y deberás aprender a ser honesta contigo misma viendo tus necesidades además de las de tu bebé. Estamos buscando vuestro bienestar. Incluido el de tu bebé.

Es importante destetar por la razón correcta. Nunca por presión social o por opiniones ajenas. Es importante que, hagas lo que hagas, salga de aquello que necesitas y aquello que sientes mejor para ti y tu bebé.

Piensa que la clave del éxito de tu destete no se dará por las herramientas que te pueda dar en este libro. Porque ya te lo vuelvo a adelantar: ni con sueño ni con destete nocturno hay métodos milagrosos. La clave del éxito de tu plan de destete nocturno se dará por cuán preparada estés emocionalmente para llevarlo a cabo.

Escúchate. Incluso, escríbelo.

Empodérate. Tú eres su madre, tú eres la única que debe tomar esta decisión y no debes escuchar a nadie más. Ni a tu vecina, ni a la suegra, que te dicen que lo destetes ya porque está muy mayor, ni a los gurús de la crianza natural, que te dicen que debes resignarte y dar el pecho aun sin disfrutarlo.

Y recuerda que el proceso puedes pararlo cuando quieras. No tienes por qué seguir si ves que no te sientes cómoda. Una retirada a tiempo es una victoria. Tus necesidades pueden cambiar en cada momento, permítete escucharte.

Habla con tu bebé

Tenga la edad que tenga. Explícale cómo te sientes, qué necesitas, por qué te estás planteando esta decisión. Dile cuánto lo quieres. Llora si es necesario. Acepta tu duelo también y libérate para poder transitarlo sanamente también.

Expresarlo te ayudará a lidiar con la culpa.

Elige fecha para empezar

Elige una fecha realista para empezar. Que no coincida con otros cambios importantes. Si es más mayor, podéis elegir la fecha juntos incluso.

Los cambios mejor siempre de uno en uno, por lo que en la medida de lo posible intentaremos planificar el destete con cierta antelación para que no se superponga con:

- Vuelta al trabajo de la madre.
- Inicio escuela.
- Separación.
- Quitar pañal.
- Llegada hermano/a.

Quién puede ayudarte

Tú, como madre, también necesitarás soporte tanto físico como emocional. Piensa en quién puede acompañarte a ti. No necesitamos que el destete lo haga nuestra pareja sí o sí, pero sí vamos a necesitar sensibilidad y cariño cuando nuestras emociones se desborden. Quizás desahogarnos con nuestra pareja o con una amiga o familiar. Quizás alguien que nos ayude con alguna tarea del hogar o que se lleve al bebé en algún momento para poder hacer una pequeña siesta y descansar. Prepárate para lo que va a suceder.

Aprende a diferenciar toma nutritiva de toma no nutritiva

Para diferenciar una toma nutritiva de otra no nutritiva, deberemos observar:

- El tipo de succión.
- El tiempo de la toma.
- Cómo desayuna.

Hacer un registro nos ayuda a poner consciencia para saber cómo vamos a planificar ese destete. De hecho, si has leído el capítulo entero, ya habrás hecho el registro que te proponía. Si no lo has hecho, ese será uno de los primeros pasos imprescindibles.

Acompañar a un bebé que sabemos que no tiene hambre siempre será más fácil que si tienes dudas.

Con base en tu registro de sueño y a las estadísticas de tomas por edad, podrás definir con cuántas tomas empezarás.

Aquí te paso unas estadísticas por edad. Son estadísticas totalmente aproximadas y basadas básicamente en mi propia experiencia. Es decir, no hay evidencia ninguna de estos datos, pero por si os sirven:

- De ocho a doce meses: entre tres tomas y una toma nutritivas.
- De doce a dieciocho meses: entre dos y cero tomas nutritivas.

- De dieciocho meses en adelante: normalmente ya no necesitan alimentarse por la noche.

Elegir con cuántas tomas empezarás. Puedes definirlas por horarios. O puedes ir alternando despertares, uno con pecho y el otro no. O darle cada X rato.

Tendrás varias opciones:

- Hacer un destete gradual: empiezas por X tomas, las que decidas. Y las vas eliminando a medida que avanzas.
- Destete abrupto: a partir de los dieciocho meses puede ser una opción.
- Destete nocturno parcial: no tienes por qué eliminar todas las tomas. Puedes simplemente eliminar aquellas que creas que no son nutritivas. Es también una manera de poder descansar.
- Paso a bibi: si se trata de un bebé menor de un año, quizás aún necesita alguna toma nutritivamente hablando. Si quieres destetar de pecho, será necesario empezar a introducir el bibi. Te recomiendo empezar introduciéndolo durante el día en cada una de las tomas que hagas (pecho + bibi). Y luego empiezas a introducirlo en la conciliación del sueño para luego seguir con los despertares en los que creas que necesita alimento.

☞ Dato interesante: durante la primera mitad de la noche, el bebé suele dormir en estados de sueño más profundo, con lo cual cualquier despertar que se produzca al principio de la noche será más fácil de gestionar que por la madrugada. Peléate más durante la primera mitad de la noche.

Dormir a tu bebé sin el pecho

Esta será la primera parte. Conseguir que tu bebé sea capaz de dormirse de otra manera que no sea al pecho. Para ello te recomiendo que vuelvas a las páginas anteriores, a la sección de asociaciones del sueño y escojas cómo lo vais a hacer. ¿Quizás con un plan padre? ¿Quizás contigo misma, pero en brazos? ¿Tumbados en la cama con mucha contención? Escoge la manera y planea muy bien cómo vas a sostener todo su malestar en cada momento.

Cómo actuar durante la noche

Si se despierta y le toca la toma porque has decidido hacer un destete gradual, se la darás inmediatamente después de haberse despertado, es importante que no tenga que luchar para conseguir el pecho. Para ello, encenderás la luz y le darás una toma consciente sin dejar que se duerma mientras succiona.

Cuando lo veas tranquilo, pero despierto, le dirás que es hora de dormir, mientras le retiras el pecho de la boca, apagas la luz y le duermes como hayáis decidido. Si es con papá, se lo pasarás a él, por ejemplo.

Si no le toca la toma, tendrás que ayudarlo a volver a dormirse de nuevo con la estrategia que hayas escogido. El objetivo no es dormirlo ni hacerle callar. El objetivo es consolarlo de otras maneras, aunque con ninguna se calme: abrazos, cosquillas, hablarle (te entiendo, te quiero, mamá está aquí), mecerlo, acariciarlo... Ofrecerle agua en vaso o bibi.

Reconciliarte con el llanto. Es su modo de expresión. No es un llanto abandonado, sino acompañado piel con piel si es necesario. Si no le dejamos atravesar todas estas emociones, nunca va a poder encontrar otra manera de dejarse consolar. Pon nombre a sus emociones y empatiza con él sin querer reprimir sus expresiones de malestar.

Si en algún momento decides darle el pecho, primero enciende la luz, sácalo del bucle y luego dile que le darás solo un poquito de teta. Cuando se la des procura que no se duerma en el pecho para que la conciliación al sueño la haga siempre.

Ir reduciendo tomas: Si te has decantado por un destete gradual, tendrás que ir reduciendo las tomas nocturnas de manera progresiva.

Pactamos el número de tomas que le vamos a ofrecer al principio y las horas aproximadas a las que se las vamos a ofrecer.

Si pasados varios días no elimina él o ella misma las tomas, lo que haremos será retrasar la primera y empezar a ofrecerle, pero cada vez un poco más tarde. Hasta que la juntemos con la segunda, y entonces nos quedaremos con una sola toma.

Por ejemplo, sería algo así:

Día 1: Le damos dos tomas: una a partir de las 1.00 horas y otra a las 5.00 horas.

Día 6 u 8: le damos dos tomas: una a partir de las 2.00 horas y otra a las 5.00 horas.

Día 10: Le damos dos tomas: una a partir de las 3.00 horas y otra a las 5.00 horas.

Día 12: Le damos una sola toma: a partir de las 4.00 horas y eliminamos la de las 5.00 horas.

Pero, recuerda, todo es un proceso que requiere mucha empatía más que recursos.

* * *

Ahora, sí, ha llegado el momento de poner sobre la mesa las diferentes herramientas con las que podrás llevar a cabo tu plan de sueño o tu plan de sueño y destete. Una hoja de ruta general sobre qué voy a hacer y cómo lo voy a llevar a cabo en cada momento.

Tener un plan te ayudará a sentirte segura

Y lo más importante: créetelo. Difícilmente vas a conseguir nada si empiezas pensando que será imposible y que tu bebé no es capaz.

Tu proceso previo al plan siempre debería tener tres fases: la fase de reflexión y la toma de decisiones. La fase de preparación del plan. Y la fase de puesta en práctica.

Y tu plan de sueño siempre debería tener otras tres fases: la fase de establecimiento de los primeros hábitos de sueño saludables (rutinas, rituales, observación…). La segunda fase de sueño autónomo por la noche. Y una tercera fase con otros retos como el destete nocturno, el paso de habitación o las siestas autónomas.

Ya lo has visto, el sueño del bebé tiene mucho más de entenderlo, analizarlo y acompañarlo que de *tips*, recursos y soluciones mágicas.

Ahora os toca, primero de todo, establecer un horario, organizar un ritual previo al sueño que le pueda gustar a tu bebé y decidir si vas a trabajar el sueño autónomo y cómo lo harás.

Una vez decidido, podrás empezar a llevarlo a cabo.

Te deseo mucha suerte en tu proceso.

SEXTA PARTE

OTROS DESAFÍOS

CAMBIO DE HABITACIÓN

Realmente, cambiar a un bebé menor de dos años a su habitación no tiene por qué hacerse de ninguna manera especial más que simplemente trasladar la cuna o cama a su propia habitación. Una opción es, simplemente, empezar el sueño autónomo a la vez que trasladamos al bebé a su propia habitación. Hay familias que quizás les pueda parecer brusco y no es necesario que se haga así si no quieren, pero realmente al bebé no le importará en absoluto dónde esté durmiendo, lo que le importará es sentirse atendido cuando lo reclame esté donde esté.

Pero sí es importante que escojas cuándo lo harás. Te doy ejemplos.

Opción 1

Primero trabajar el sueño autónomo en cuna colecho al lado de mamá.

Luego sueño autónomo en cuna con sus cuatro barrotes pegado a la cama de mamá.

Luego retiramos la cuna todo lo que podamos dentro de la habitación.

Más adelante, trasladamos la cuna a su propia habitación.

Opción 2

Trasladamos al bebé o niño a su habitación, pero nos quedamos durmiendo con él o ella en su habitación en un colchón en el suelo.

Pasados unos pocos días retiraremos el colchón y nos quedaremos con él solo hasta que se duerma.

No tiene misterio ninguno, pero tomar decisiones es importante antes de ponerte a la acción. Te recomiendo que pase ratos despierto en su nueva cama o cuna durante el día para que vaya generando un vínculo de confianza con su nuevo espacio.

Si es más mayor, puedes explicarle lo que vamos a hacer con alegría, sin darle una importancia exagerada. Hablarlo con naturalidad.

MIEDOS

Entre los dos y los cuatro años se pueden desarrollar algunos miedos nocturnos en los niños. Su imaginación está madurando y sus habilidades comunicativas se desarrollan. Las pesadillas, de hecho, son parte de un desarrollo normal, puesto que los niños empiezan a comprender que existen cosas que les pueden hacer daño. Pueden ser provocadas por muchas cosas que causan estrés en la vida del niño. Sobre todo, cambios en los hábitos y rutinas, un nuevo hermano, el inicio de la guardería o el colegio, una mudanza, etc.

Podemos prevenir las pesadillas e incluso los terrores nocturnos solo con una buena higiene del sueño y un ritual previo al sueño que genere seguridad y confianza y una buena relación con el sueño. Pero si, con todo y eso, nos encontramos con niños/as con miedos o pesadillas nocturnas podemos trabajarlas de varias maneras:

Si se trata de una pesadilla:

Atender al bebé siempre: por supuesto, siempre atendemos al bebé y en este caso no iba a ser menos. Siempre consolar al bebé y no restar importancia a lo que está sintiendo y a lo que le está ocurriendo. La pesadilla ha sido muy real para él. Aunque sí le recalcaremos que ha sido una pesadilla para que, poco a poco, se vaya dando cuenta. En esos casos también es mejor crear seguridad dejando que la familia se quede con él/ella hasta que se duerma, aunque evitando que se duerma con contacto continuo.

Dejar que se explique: dejar que el niño/a explique a la familia lo que ha soñado. Una vez explicado, podemos usar esa historia e inventar otra con esos mismos personajes, pero de una manera divertida.

Dejar la luz encendida: dejar un punto de luz cuando el niño/a expresa miedos será necesario. Podemos usar las luces quitamiedos o unas estrellitas fluorescentes pegadas en las paredes y techos. Escuchar a sus padres desde su habitación también ayudará al bebé a sentirse seguro y relajado.

Podemos también dar opciones al bebé: ¿qué luz te gusta más? ¿Esta luz que cambia de color o las estrellitas? Lo ayuda a sentirse escuchado y tomado en cuenta.

Leer cuentos: puede haber muchos cuentos que hablen sobre el miedo. Tenemos los cuentos de *Un monstruo viene a verme* o *El monstruo valiente.*

CHUPETE

No soy partidaria de eliminar los chupetes de la vida de un bebé a no ser que sea indispensable. Pero, evidentemente, el chupete es una asociación del sueño y, si el bebé requiere de la ayuda de papá o mamá para ponerse el chupete en la boca cada vez que se microdespierta, tendremos que trabajar durante el plan para conseguir, con mucha paciencia y mucha constancia, que el bebé se ponga su propio chupete en la boca sin necesidad de reclamar a su padre y a su madre. La idea no es eliminar la asociación, como veis, sino conseguir que en esa asociación papá y mamá no sean necesarios.

¿Qué podemos hacer?

- Darle el chupete siempre en la mano, tanto durante el día como durante la noche.
- Dejando varios chupetes en la cuna: podemos ponerle varios chupetes en la cuna al bebé e incluso usar chupetes fluorescentes que se iluminan en la oscuridad.

MADRUGONES - DESPERTARES TEMPRANOS

A partir de las 5.00 de la mañana los despertares suelen ser más complicados de gestionar. El bebé se despierta relativamente descansado después de varias horas durmiendo y, además, a partir de las 5.00 de la mañana, el cuerpo, de manera natural, empieza a segregar cortisol, un tipo de adrenalina que irá preparando el cuerpo del bebé para despertar por la mañana. Por lo tanto, a las 5.00 de la mañana digamos que el cuerpo de este bebé no estará tan predispuesto a permanecer dormido.

Esto no significa que debamos resignarnos a empezar el día a las 5.00, pero sí es cierto que requerirá de mucha paciencia y tiempo.

Ojo, cuando hablamos de bebés madrugadores, nos referimos a bebés que se despiertan antes de las 6.00 o 6.30 de la mañana.

Que un bebé se despierte a las 6.00 de la mañana no es malo, siempre y cuando se acueste también temprano por la noche y duerma en total las horas que le corresponden. De hecho, los bebés suelen ser madrugadores por naturaleza ya que tienen un tipo de cronotipo alondra (necesitan acostarse y levantarse pronto).

☞IMPORTANTE: Acostarlos más tarde no hará que se despierten más tarde. Al contrario, puede favorecer que se despierte incluso más pronto por sobrecansancio o que tenga más despertares nocturnos.

Ahora bien, si tu bebé madruga demasiado, será necesario primero de todo detectar por qué motivo puede ser:

Las causas comunes de los despertares tempranos son:

- Se está acostando demasiado tarde para su edad o necesidad.
- Duerme poco durante el día.
- Duerme demasiado durante el día.
- Su última ventana al sueño es demasiado larga.
- Entra mucha luz en la habitación.

¿Qué hacer?

- Lo primero que tendremos que descartar es que el despertar temprano tenga algo que ver con su descanso diurno. Tendremos que volver a analizar sus horarios y sus siestas diurnas para asegurarnos de que el problema no pueda estar debido a algo más de fondo como falta de sueño diurno, siestas cortas, etc.
- Asegurarnos de que no entra luz por la mañana: si entra algo de luz, aunque a la familia le parezca imperceptible, será un detonante para activar el reloj biológico del bebé.
- Asegurarnos de no darle el pecho o bibi justo al despertar: cuando se despierte por la mañana y sea la hora de levan-

tarse, será importante hacer el ritual de buenos días, salir de la habitación y luego darle su toma de la mañana.

- Tratar el despertar como un despertar cualquiera: intentar que el bebé se vuelva a dormir hasta que sea la hora habitual de despertar. Si vemos que se acerca la hora de despertar y, finalmente, no han conseguido dormir al bebé, podremos abortar misión haciendo un ritual de buenos días primero. Al día siguiente volveremos a intentarlo de manera muy insistente día tras día.
- Con niños mayores: con niños mayores podemos hacerlo de una manera mucho más visual. Con un reloj que cambia de color para indicar cuándo es hora para despertar y cuándo no, o con una alarma que indique también cuándo es hora de despertar. Si el bebé se despierta, le podremos decir que aún no ha sonado la alarma, o que aún no está el reloj en verde.
- Despertar programado: si finalmente, después de muchos días, el despertar temprano sigue sin mejorar y siempre se produce exactamente a la misma hora, podremos probar con un despertar programado. La idea de los despertares programados es alterar el ciclo de sueño del bebé para que el despertar que se produce a una hora bastante concreta no se llegue a producir. Con lo cual, para un bebé que suele despertar por ejemplo a las 5.30 de la mañana, lo que haremos será programar un microdespertar un poco antes de las 5:30.

  Lo intentaremos durante tres noches consecutivas. Luego dejaremos de hacerlo y observaremos si se ha producido algún cambio o no. Si sigue despertando volveremos a intentarlo otros tres días.

  Este también es un método que podemos usar con los terrores nocturnos o los despertares complicados que suelen producirse a una hora muy concreta de la noche. Lo usaremos en situaciones extremas.

CONCLUSIÓN

Es posible que después de estas páginas hayas sacado tus propias conclusiones con respecto al sueño de tu bebé, y ya tengas una idea de lo que sientes y piensas tú particularmente. Recuerda que no hay una opción buena o mala para dormir a tu bebé. Lo importante al final es sentirte feliz con aquello que hagas, sea lo que sea. No importa si haces colecho y lactancia, o si lo duermes en su habitación pero acaba en tu cama. O si lo duermes en brazos, o de manera autónoma…

Lo importante no es lo que haces, sino desde qué emociones lo haces.

De nada sirve dar de mamar a tu bebé toda la noche si lo haces agotada, enfadada, frustrada y triste… Y de nada sirve trasladarlo de habitación si solo lo haces porque te lo ha dicho una amiga o una vecina. Escúchate y toma tus propias decisiones y aplica aquello con lo que te sientas cómoda. Pero aplícalo sabiendo por qué lo haces y con qué finalidad lo haces. Porque te aseguro que, si no haces este ejercicio de introspección personal primero, difícilmente serás coherente ni constante con nada y, si no eres constante, no verás resultados. Por eso el trabajo del sueño infantil no empieza nunca en el bebé, sino en ti misma, en ti mismo.

Date espacio y tiempo para reflexionar y, a partir de ahí, construye tus propias respuestas y tus propias soluciones.

Dicho esto, sí quiero hacer mi propio resumen con aquellas conclusiones que YO considero más importantes y necesarias recalcar y que quiero que repasemos después de todo lo aprendido en este libro:

Cómo quiere dormir un bebé: Siempre tenemos puesto el foco en el bebé y en cómo nosotros queremos que ellos duerman. Pero nunca nos paramos a pensar en qué quieren ellos, qué necesitan, qué buscan. Porque la realidad es que, si nos paráramos a pensarlo de verdad, probablemente, no haría falta ni un libro para que te lo dijera, ya que la respuesta es bastante lógica: un bebé nace programado biológicamente para dormir al lado de papá y mamá. Sobre todo, al lado de mamá y al pecho de mamá a ser posible. Es una realidad biológica que no podemos ni debemos olvidar en ningún momento. Lo lógico y lo esperable es que un bebé quiera dormir al lado de su madre o de su padre. Otra cosa es que, como padres, queramos otras cosas.

Enseñar a dormir no es necesario: un bebé ya sabe dormir. Otra cosa es que no sepa dormir como nos gustaría a nosotros que durmiera o como nos han vendido que debería dormir, es decir, en una cuna, solitos y toda la noche... Pero la realidad es que el bebé sabe dormir, y el bebé duerme perfectamente bien por muchos despertares que tenga. Además, tarde o temprano, todos los bebés acaban durmiendo toda la noche del tirón, hagas o no hagas nada para que ello suceda, ya que el sueño de tu bebé es un proceso madurativo que acabará por llegar sin más. Aunque es cierto que dicho proceso madurativo no suele llegar antes de los tres o seis años. Deberás decidir si estáis dispuestos a esperar asumiendo lo que eso comporta: un bebé que hasta los tres o seis años puede despertar frecuentemente por la noche.

No dejará de despertar hasta que no sepa conciliar el sueño de manera autónoma: mientras tu bebé necesite de tu ayuda para conciliar el sueño, seguirá necesitando de esa misma ayuda para permanecer dormido. La única manera de conseguir que tu bebé deje de reclamarte tanto en medio de la noche es consiguiendo que sea capaz de conciliar el sueño de manera autónoma para que, cuando tenga un microdespertar en medio de la noche, sea capaz de volver a conciliar el sueño de nuevo sin necesidad de recurrir a ti. Si quieres que esto suceda antes de los tres, cuatro o cinco años, tienes muchas herramientas en este curso que podrán ayudarte a conseguirlo. Pero no olvides que tu bebé no va a estar de acuerdo con tus planes, y te lo hará saber.

Necesitar dormir es lícito, o al menos debería de ser lícito. Nos guste o no, vivimos en esta sociedad de prisas y bajas laborales injustas donde respetar el ritmo y la biología natural del sueño de nuestro hijo se hace extremadamente difícil y agotador. Sabemos que la maternidad y la paternidad suponen sacrificios, pero ¿hasta dónde llega nuestro límite? ¿Hasta dónde aguanta nuestro cuerpo? ¿Hasta cuándo podremos seguir así? Solo tú tienes la respuesta.

Toca tomar vuestra propia decisión: sé que no va a ser fácil. Sé que va a ser una decisión muy meditada. Ahora tienes la información. Ahora puedes dejar la culpa a un lado y hacer aquello que sientas mejor para ti y tu familia de manera realista, sensata y amorosa con todos vosotros.

Por mi parte espero haber sido lo más neutral, transparente y honesta posible para que te sientas libre de tomar tus propias decisiones sin sentirte juzgada.

La información es lo que te da poder para que las críticas, comentarios o consejos que ahora vayas a recibir no puedan hacerte sentir mal. Tomar una decisión conscientemente es lo que te ayudará a no dudar de lo que piensas o de lo que sientes.

Ahora eres libre, libre para ser la madre nocturna que te apetezca ser.

Esta obra se terminó de imprimir el 14 de marzo de 2025. Tal día se celebró el Día Mundial del Sueño, coincidiendo con el viernes anterior al equinoccio de marzo.